中国医学临床百家·病例精解

宁波市第二医院

神经内科临床决策

病例精解

范伟女 ◎ 主　编

科学技术文献出版社
SCIENTIFIC AND TECHNICAL DOCUMENTATION PRESS
·北京·

图书在版编目（CIP）数据

宁波市第二医院神经内科临床决策病例精解 / 范伟女主编. —北京：科学技术文献出版社，2023. 9（2024.9重印）

ISBN 978-7-5235-0784-1

Ⅰ. ①宁…　Ⅱ. ①范…　Ⅲ. ①神经系统疾病—病案—分析　Ⅳ. ① R741

中国国家版本馆 CIP 数据核字（2023）第 182125 号

宁波市第二医院神经内科临床决策病例精解

策划编辑：帅莎莎　　责任编辑：帅莎莎　　责任校对：王瑞瑞　　责任出版：张志平

出 版 者　科学技术文献出版社
地　　址　北京市复兴路15号　邮编 100038
编 务 部　（010）58882938，58882087（传真）
发 行 部　（010）58882868，58882870（传真）
邮 购 部　（010）58882873
官方网址　www.stdp.com.cn
发 行 者　科学技术文献出版社发行　全国各地新华书店经销
印 刷 者　北京虎彩文化传播有限公司
版　　次　2023 年 9 月第 1 版　2024 年 9 月第 2 次印刷
开　　本　787 × 1092　1/16
字　　数　177千
印　　张　17
书　　号　ISBN 978-7-5235-0784-1
定　　价　98.00元

《宁波市第二医院神经内科临床决策病例精解》

编 委 会

主　　编　范伟女

副 主 编　陈昭英　李　利

编　　者（排序不分先后）

常现超　陈才敬　陈佳琦　范振毅

辜程遥　管琼峰　姜雅芬　李　达

李　利　卢晓雄　吴允钦　严　旺

姚银旦　俞　虎

序

宁波市第二医院（宁波大学医学院附属医院）始建于1843年，迄今已有180年历史，其前身为华美医院，是中国最早的西医医院之一。宁波大学医学院是最早的神经病学硕士学位点，宁波市第二医院神经内科建科30余年，是宁波市最早独立成科的神经内科之一，也是最早具有GCP资格的神经内科。我院神经内科有深厚的底蕴及较齐全的亚专业建设，是浙东地区专病中心、国家高级卒中中心、中国帕金森联盟成员，同时也是国家级住院医师规范化培训基地，并于2021年被评为宁波市医学重点学科。

医学是一门自然科学，同时更是一门社会科学，因为医生工作的对象是患者。当医学生结束理论学习，离开学校以后，作为临床医生，其成长才刚刚开始，而成为优秀的临床医生，离不开一个个病例在其职业生涯中的指引和帮助。

作为人类医学较晚才得以深入研究的系统，神经系统以其症状体征之繁复、定位定性之复杂、所涉疾病之少见，一直是医学生和初涉临床工作的医生心中的难度高地。

为此，宁波市第二医院神经内科团队总结多年工作经验及心得，选取神经系统常见的、需要掌握的45种疾病，汇编成这本《宁波市第二医院神经内科临床决策病例精解》。本书以病例形式呈现，生动展示了不同疾病患者的来院表现，希望能给予读者更直接的指导。此外，本书还详述了每种疾病的诊断依据、鉴别诊断和治疗策略，并加入了相关问题和指导，可供读者在工作中参考。

我院神经内科一直秉承着兢兢业业、积极进取的工作作风，在临床、科研、教学 3 个方面齐头并进。工作之余，神经内科同人不忘总结经验和分享体会，这是值得我们肯定、鼓励和发扬的，感谢神经内科团队，为医院的高质量发展贡献自己的力量。

道阻且长，行则将至。神经系统学习前路漫长，愿这本集我院神经内科全体医生经验及心血的病例精解，能够为更多刚踏上医学之路的医学生和初级医生提供更全面的决策思路。

王波定

2023 年 8 月 15 日于宁波市第二医院

目 录

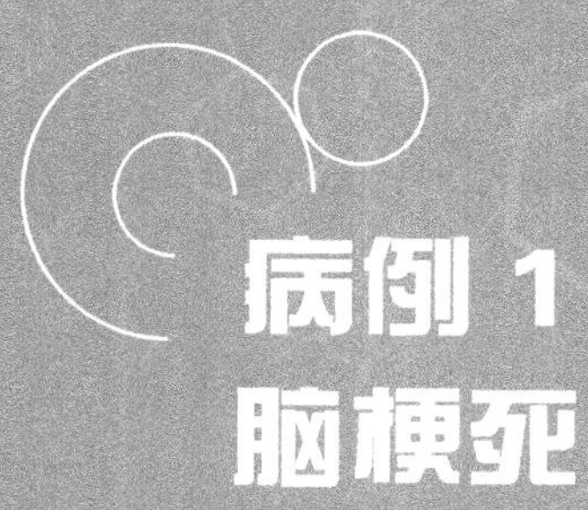

病例 1 脑梗死

病历摘要

【基本信息】

患者男性，70 岁。

主诉：头晕 2 天，左侧肢体乏力 3 小时。

现病史：患者 2 天前无明显诱因出现头晕，持续存在，无天旋地转，无恶心呕吐，活动后出现，休息后略好转，无口齿不清，无肢体乏力麻木，未就诊。3 小时前患者在安静状态下突发左侧肢体乏力，拿筷子夹菜不稳，行走时左腿费力伴步态不稳，无明显口齿不清，无肢体麻木，头晕较前轻度加重，症状持续存在，自觉 1 小时前乏力及步态不稳感较前加重，无恶心呕吐，无胸闷气急，无发热。遂送到我院急诊，查头颅 CT 提示未见异常，为

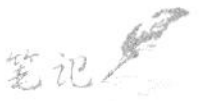

进一步诊治收入院。

既往史：高血压 5 年，血压最高 180/110 mmHg，近 3 年服用降压药物，目前服用厄贝沙坦片 75 mg/d，血压监测欠规律，大部分在 140 ～ 150/90 ～ 100 mmHg，平时无头痛、头晕。否认糖尿病、慢性肾病、肝病等其他特殊疾病。

个人史：吸烟20年，每天1包。偶有饮酒。初中学历，农民。无疫区接触史，否认传染病接触史。否认药物成瘾史。

婚育史：23 岁结婚，育有 1 子 1 女，均体健，配偶健在，家庭和睦。

家族史：父亲年老去世，死因不详，母亲患有高血压，1 兄有高血压。

【查体】

T 37.0 ℃，P 78 次 / 分，R 18 次 / 分，BP 150/98 mmHg。神志清楚，精神可，口齿清晰，对答流利，瞳孔等大等圆，直径 2.5 mm，对光反射灵敏，眼球活动灵活到位，无复视，额纹对称，左侧鼻唇沟轻微变浅，示齿口角向右歪斜，伸舌居中，心率 88 次 / 分，心律绝对不齐，未闻及心前区杂音，心音强弱不等，双侧呼吸音清，未闻及啰音，腹软，无压痛及反跳痛，上肢肌力左侧 5 – 级、右侧 5 级，下肢肌力左侧 5 – 级、右侧 5 级，共济运动右侧协调、左侧基本协调，四肢腱反射对称正常，四肢深浅感觉无明显异常，闭目站立正常，直线步态不稳，病理征未引出。

【辅助检查】

血常规：白细胞计数 5.8×10^9/L，中性粒细胞百分比 74.1%，红细胞计数 3.38×10^{12}/L，血红蛋白 106.0 g/L，血小板计数

笔记

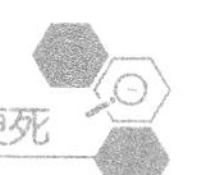

$83.0 \times 10^9/L$。急诊生化、血肌钙蛋白、凝血功能未见异常。心电图：房颤心律。头颅CT：未见异常。

诊断与病例分析

一、病史特点归纳

1. 老年男性，急性起病。

2. 头晕2天，左侧肢体乏力3小时。

3. 病情有进展表现。

4. 既往有高血压病史，且控制欠佳。

5. 长期吸烟史。

二、初步诊断

①脑梗死；②高血压；③心房颤动。

三、诊断依据

1. 老年男性，急性起病。

2. 头晕2天，左侧肢体乏力3小时。

3. 既往有高血压病史，长期吸烟。

4. 查体：神志清楚，口齿清晰，左侧鼻唇沟轻微变浅，示齿口角向右歪斜，上肢肌力左侧5－级、右侧5级，下肢肌力左侧5－级、右侧5级，直线步态不稳，病理征未引出。脉搏78次/分，心率88次/分，心律绝对不齐，心音强弱不等。

5. 辅助检查：头颅CT提示未见异常。

四、鉴别诊断

1. 短暂性脑缺血发作：可以表现为神经功能缺损症状，但通

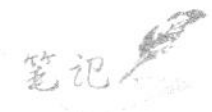

常持续数分钟后可自行缓解，一般很少超过 1 小时，不会超过 24 小时，影像学无病灶。

2. 脑出血：可以表现为相同的神经功能缺损症状，常在活动中起病，头颅 CT 显示出血的高密度病灶，有助于鉴别。

3. 脑肿瘤：通常为亚急性或慢性起病，可表现为神经功能缺损症状，影像学可见占位性病变。

4. 脑脓肿：为亚急性起病的神经功能缺损症状，可伴有发热、头痛，影像学表现为具有囊壁特征的占位性病变，常伴水肿。

五、治疗原则及具体措施

治疗原则：争取超早期治疗，确定个体化和整体化治疗方案，依据患者自身的危险因素、病情程度等采取针对性治疗，从而最大限度地提高治疗效果和改善预后。

1. 溶栓治疗。病程在时间窗内，建议溶栓。

2. 如患方拒绝溶栓，启动抗血小板治疗（阿司匹林 150～300 mg）。患者 NIHSS 评分 2 分，可考虑予以双抗治疗（氯吡格雷 + 阿司匹林，氯吡格雷首次需使用负荷剂量）。如执行溶栓，24 小时后复查头颅 CT 无出血，可启动抗血小板治疗。

3. 他汀药物治疗。

4. 改善侧支循环和再灌注治疗。

5. 血压管理。

6. 预防深静脉血栓。

7. 戒烟。

8. 病情稳定后抗血小板药物改为抗凝药物。

笔记

专业问题解答

1. 缺血性卒中的临床 TOAST 分型怎么分？本患者最有可能的类型是什么？需要做哪些检查来查找病因？

答：TOAST 分型包括 5 个亚型：大动脉粥样硬化型、小动脉闭塞型、心源性栓塞型、其他有明确原因型、原因不明型。本患者小动脉栓塞型和心源性栓塞型均有可能，需要根据相关动脉血管评估（如 MRA、CTA、超声等）、动态心电图、心脏彩超、实验室检查等筛查系统性疾病。

2. 患者诊疗过程中病情显著进展，发病 3.5 小时左侧肢体肌力下降到 0 级，怎么处理？缺血性脑卒中二级预防中对于低密度脂蛋白的控制有什么要求和建议？

答：强烈建议溶栓治疗，完善多模式影像检查如脑血管 CTA、CTP 等，根据病情桥接动脉取栓术。推荐有缺血事件发生的患者，低密度脂蛋白水平下降 50% 或降到 1.8 mmol/L 目标值以下。

人文伦理相关问题：

1. 患者家属对脑卒中不理解："头颅 CT 既然没问题，那医生怎么说我就是脑卒中呢？我们什么都不懂，你怎么证明我一定是脑卒中？"

答：绝大多数脑梗死在 24 小时内头颅 CT 是没有表现的，通过患者突然起病、偏身无力麻木的临床症状基本可以诊断为脑卒中。脑卒中分为脑内出血和缺血，因为出血和缺血均可能有目前的症状，进行头颅 CT 的主要目的是排除脑出血，目前没有出血征象，所以就可以按照脑缺血进行后续的治疗了。

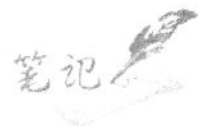

2. 既然溶栓最有效，那为什么要患方来做选择，医生为什么不能帮我们做决定?

答：手术是一项获益和风险并存的治疗方案，需要结合患者的病情、生活状态和家庭状态综合考虑，我们作为医生会尽力把患者通过手术可能获得的好处、手术的风险和如果不手术可能的后续病情变化给您解释，并且提出我们建议的治疗方案，医疗决策是需要医生和患方共同参与的一项任务，医生对患者以往的生活状态、家庭关系等情况不如患方了解，因此我们只能针对病情做尽可能完备的分析，最后的手术还需要征得您的同意，所以来和您谈话商量，希望可以尽量做出大家满意的决定。

病例 2
丛集性头痛

病历摘要

【基本信息】

患者男性，33 岁。

主诉：反复右侧颞部至眶周疼痛 7 年，再发 10 天。

现病史：患者 7 年前无明显诱因突然出现右侧颞部至眶周的放射性针刺样疼痛，程度剧烈难忍，伴右侧眼睑水肿、不自主流泪、鼻塞流涕、睁眼加重，无恶心呕吐，无视物旋转，无耳鸣，无意识丧失，无肢体抽搐及活动障碍，外院头颅 CT 未见明显异常，经对症及吸氧治疗后疼痛可好转。7 年来，上述症状反复发作，冬春季多发，期间白天可发作 1 至数次，每次持续 1 ～ 2 小时后消失，20 ～ 30 天后可自行缓解，可间隔数月无任何症状。

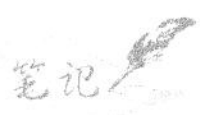

10 天前患者在夜间睡姿不良后出现头痛再发加重，右侧眶周为主，呈炸裂样痛，难以忍受，精神烦躁，影响睡眠，为求进一步诊治来我院就诊。

既往史：体健。

个人史：吸烟 10 年，20 支 / 日；否认饮酒史。高中学历，工人。无疫区接触史，否认传染病接触史。否认药物成瘾史。

婚育史：已婚，妻子体健，育有 1 子，家庭关系和睦。

家族史：父亲、母亲体健，无兄弟姐妹。

【查体】

T 37.6 ℃，BP 116/77 mmHg，HR 65 次 / 分，RR 23 次 / 分。神志清楚，精神可，言语流利，反应灵敏，定向力、理解力可，记忆力、计算力正常。查体配合。额纹及鼻唇沟对称，双侧瞳孔直径 3 mm，对光反射灵敏，无眼震，无复视，伸舌居中，咽反射存在，软腭上抬佳，悬雍垂居中，四肢肌力 5 级、肌张力正常，四肢腱反射（++），双侧病理征未引出。指鼻试验及跟膝胫试验稳准，余肢体深浅感觉均未查及明显异常。脑膜刺激征（–）。

【辅助检查】

血常规、急诊生化、凝血功能、甲状腺功能、自身抗体均未见异常。心电图：窦性心律。脑电图、颅内多普勒血流图未见明显异常。头颅 MRI 未见颅内异常信号。

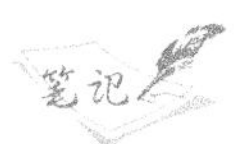

诊断与病例分析

一、病史特点归纳

1. 青年男性，急性起病，症状反复。

2. 反复颞部至眶周疼痛 7 年，再发 10 天。

3. 疼痛尖锐剧烈，部位固定，伴自主神经症状，发作期 1 天内可多次发作，持续 1 ～ 2 小时，20 ～ 30 天后可自行缓解，可间隔数月无任何症状。

4. 既往体健，有吸烟史。

5. 外院头颅 CT 未见明显异常。

6. 气候变化可诱导发作，经对症及吸氧治疗疼痛可好转。

二、初步诊断

丛集性头痛。

三、诊断依据

1. 青年男性，急性起病。

2. 反复颞部至眶周疼痛 7 年，再发 10 天，疼痛尖锐剧烈，部位固定，伴自主神经症状，发作期 1 天内可多次发作，持续 1 ～ 2 小时，气候变化可诱导发作，经对症及吸氧治疗疼痛可好转。

3. 查体：无明显神经系统阳性体征。

4. 辅助检查：头颅 CT 未见异常；头颅 MRI 未见颅内异常信号。

四、鉴别诊断

1. 偏头痛：表现为一侧眶上、眶后或额颞部位的钝痛，强度

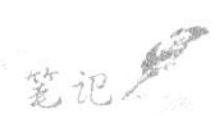

增长时具有搏动性质，常伴恶心呕吐，部分发作前有视觉、运动、感觉等先兆，多反复发作，并有家族史，常有劳累、情绪波动或其他诱发因素，吸氧治疗无效。

2. 脑膜炎：头痛多为持续性，典型患者可有脑膜刺激征表现，腰椎穿刺压力、脑脊液蛋白、细胞可增高或正常，头颅 MRI 可见脑膜强化，经止痛、脱水、降颅压及针对性抗病毒或抗生素治疗可有所缓解。

3. 三叉神经痛：可表现为头面部较剧烈的针刺样疼痛，可有特定诱发因素或“扳机点”，一般只有单侧面部受累，疼痛集中于三叉神经分布区，持续数秒，特定抗癫痫药物治疗有效。

五、治疗原则及具体措施

治疗原则：针对丛集性头痛不同的时间段治疗方法不同，急性期以氧疗和药物治疗为主，缓解期可适量用药预防性治疗。

1. 急性期治疗

（1）高流量吸入纯氧：吸氧疗法为发作时首选治疗措施，具体为吸入纯氧，流速 10 ～ 12 L/min，10 ～ 20 分钟可有效阻断头痛发作，约 70% 患者有效。

（2）5-HT1B/D 受体激动剂如舒马普坦皮下注射或经鼻喷入、佐米曲普坦经鼻喷入。

（3）麦角类制剂：二氢麦角胺静脉注射可迅速缓解头痛。

（4）利多卡因经鼻腔滴入。

2. 预防性治疗：急性期治疗不能缩短丛集性头痛发作持续时间及减少发作次数，因此一旦诊断丛集性头痛应立即给予预防性治疗。预防性药物包括维拉帕米、锂制剂和糖皮质激素等，

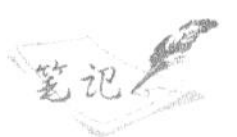

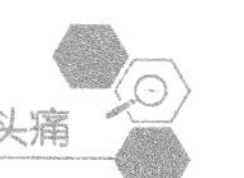

其他预防性药物包括托吡酯、丙戊酸、苯噻啶、吲哚美辛和褪黑素等。

专业问题解答

1. 从集性头痛好发人群及发病特点是什么？

答：好发于中青年男性。头痛为突然发生，无先兆症状，几乎发生于每日同一时间。

2. 如何理解丛集性头痛的“丛集性”？

答：患者头痛发作存在丛集期，期间患者头痛呈一次接一次地成串发作，可连续数周至数月（常为 6 ～ 12 周），丛集期后可有数月或数年的间歇期，丛集期内饮酒或使用血管扩张药可诱发头痛。

人文伦理相关问题：

患者发作间期诉自己无头痛，不理解为何需要持续服用预防性药物，医生应如何向患者解释？

答：您目前的头痛我们考虑为“丛集性头痛”，发作时的痛苦您自己应该深有体会，如果您存在生活质量、工作或学业严重受损，或在连续头痛发作时期频率较高，或者您在发作时临时应用的终止发作药物治疗效果不好，均推荐预防性用药，它可以减少您头痛的发作次数并且减轻发作时的痛苦程度，如果您认为目前的发作尚可耐受，可以尝试暂时不持续服药，如果您的确需要控制发作的频率或者强度，服药可以改善您的生活质量，希望您能理解。

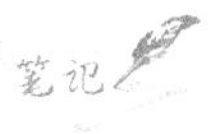

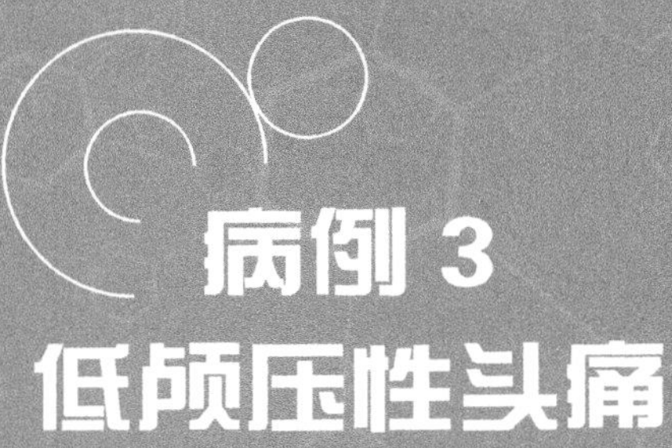

病例 3 低颅压性头痛

病历摘要

【基本信息】

患者女性，22 岁。

主诉：反复发作性头痛 20 天。

现病史：患者 20 天前出现头痛，初为右侧颞枕部胀痛，无呕吐，无头晕，无视物成双，无肢体抽搐，无意识丧失，无肢体活动障碍。头痛为间断性，平躺时好转，站立及坐位时出现，自诉能忍受未重视，仍坚持工作。3 天前头痛再发，表现为双侧枕部胀痛，伴右眼发胀、恶心，伴腰部不适，外院头颅 CT 未见明显异常，颈椎 MRI 示 $C_{3\sim6}$ 椎间盘突出，予以甘露醇 + 地塞米松 + 头孢地尼治疗，患者头痛无明显改善，为求进一步诊治来我院。

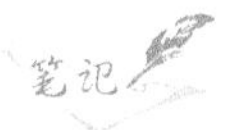

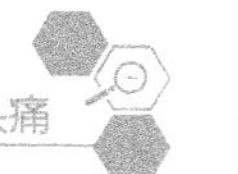

既往史：体健。

个人史：否认吸烟、饮酒史。本科学历，职员。无疫区接触史，否认传染病接触史。否认药物成瘾史。

月经婚育史：初潮年龄 14 岁，3 ～ 6 天 /28 天，无痛经，无阴道异常出血。未婚未孕。

家族史：父亲、母亲体健，无兄弟姐妹。

【查体】

T 36.6 ℃，BP 106/69 mmHg，HR 60 次 / 分，RR 20 次 / 分。神志清楚，精神欠佳，言语流利，反应灵敏，定向力、理解力可，记忆力、计算力正常。查体配合。额纹及鼻唇沟对称，双侧瞳孔直径 3 mm，对光反射灵敏，无眼震，无复视，伸舌居中，咽反射存在，软腭上抬佳，悬雍垂居中，双肺呼吸音清，未闻及啰音，心律齐，未闻及杂音，腹软，无压痛及反跳痛，双下肢无水肿。四肢肌力 5 级、肌张力正常，四肢腱反射（++），双侧病理征未引出。指鼻试验及跟膝胫试验稳准，右侧颜面部针刺觉较左侧略敏感，余肢体深浅感觉均未查及明显异常。脑膜刺激征（–）。

【辅助检查】

血常规：白细胞计数 5.8×10^9/L，红细胞计数 3.38×10^{12}/L，血红蛋白 106 g/L。急诊生化、凝血功能未见异常。腰椎穿刺脑脊液检查：压力 45 mmH_2O，白细胞计数 8×10^6/L，蛋白 0.35 g/L，氯化物 127 mmol/L，葡萄糖 4.15 mmol/L；潘氏试验阴性；二代宏基因测序阴性。眼压：左眼 21 mmHg，右眼 19 mmHg，基本正常。脑电图、颅内多普勒血流图未见明显异常。心电图：窦性心律。头颅增强 MRI：双侧额颞部硬膜下积液，增强扫描硬脑膜弥漫性增厚，软脑膜未见强化。

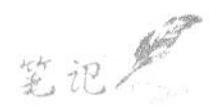

诊断与病例分析

一、病史特点归纳

1. 青年女性，亚急性起病。

2. 反复发作性头痛 20 天。

3. 病情有发作缓解再加重，体位变化可诱发头痛。

4. 既往体健，无不良嗜好。

5. 外院头颅 CT 未见明显异常。

6. 外院予以降颅压、激素及抗感染治疗无明显好转。

二、初步诊断

①低颅压性头痛；②轻度贫血。

三、诊断依据

1. 低颅压性头痛

（1）青年女性，亚急性起病。

（2）反复发作性头痛 20 天。头痛为发作性，体位变化可诱发头痛。

（3）查体：无明显神经系统阳性体征。

（4）辅助检查：腰椎穿刺脑脊液检查：压力 45 mmH_2O，蛋白、白细胞计数正常。头颅 CT 未见异常。头颅增强 MRI 提示双侧额颞部硬膜下积液，增强扫描硬脑膜弥漫性增厚，软脑膜未见强化。

2. 轻度贫血：血红蛋白 106 g/L。

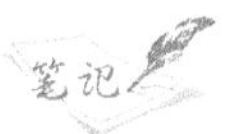

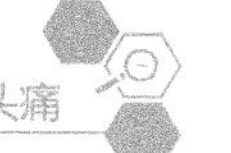

四、鉴别诊断

1. 脑膜炎：头痛多为持续性，典型患者可有脑膜刺激征表现，腰椎穿刺压力、脑脊液蛋白、细胞可增高或正常，头颅 MRI 可见脑膜强化，经止痛、脱水、降颅压及针对性抗病毒或抗生素治疗可有所缓解。

2. 青光眼：青光眼疼痛多在额部，伴畏光、流泪、视力下降等眼部症状，本患者存在头痛伴眼胀，通过眼压检测可鉴别。

3. 偏头痛：偏头痛多反复发作，单侧疼痛，常伴恶心呕吐，少数发作前有视觉、运动、感觉等先兆，并有家族史，常有劳累、情绪波动或其他诱发因素。

4. 静脉窦血栓：头痛多继发于颅内压增高，可出现卒中症状及脑病样症状，脑静脉成像或脑血管造影可明确诊断。

五、治疗原则及具体措施

治疗原则：主要是针对原发疾病的治疗，脱水患者可以给予补液治疗，脑脊液漏患者如果保守治疗效果不好，可以考虑手术治疗。同时给予对症治疗，改善头痛症状。

1. 对症治疗：包括卧床休息（平卧或头低脚高位）、大量饮水（5000 mL/d）、静脉补液（2000 ～ 3000 mL/d），穿紧身裤和束腹带，必要时生理盐水鞘内注射。

2. 病因治疗：有明确病因的低颅压性头痛，需要针对病因进行治疗，如控制感染、纠正脱水、纠正糖尿病酮症酸中毒等。对手术或创伤后存在脑脊液漏者可行瘘口修补术等。

3. 药物治疗：给予适量镇痛剂如非甾体抗炎药等，其他药物如咖啡因可阻断腺苷受体，使颅内血管收缩，增加 CSF 压力和缓

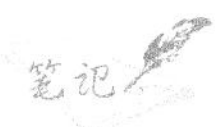

解头痛。或用苯甲酸钠咖啡因 500 mg，皮下或肌内注射；或加入 500 ～ 1000 mL 乳化林格液缓慢静脉滴注；或用糖皮质激素静脉滴注。

4. 手术治疗：所有非手术疗法无效时，则应考虑手术治疗。对于脑脊膜憩室，可缝合或用动脉瘤夹结扎。对于硬膜撕裂，可直接缝合或置以肌肉垫片和血纤维蛋白密封剂。硬膜下血肿通常在修补脑脊液漏之后可缓解，少数患者需行直接血肿清除术。

5. 其他治疗：硬膜外血贴疗法，用自体血 10 ～ 20 mL 缓慢注入腰或胸段硬膜外间隙，血液从注射点向上下扩展数个椎间隙，可压迫硬膜囊和阻塞脑脊液漏出口，迅速缓解头痛，适用于腰椎穿刺后头痛和自发性低颅压性头痛。

专业问题解答

1. 低颅压性头痛诊断标准中腰椎穿刺压力低于多少？

答：60 mmH_2O。

2. 何谓“干性穿刺”？

答：部分病例压力测不出，甚至放不出脑脊液，称“干性穿刺”。

人文伦理相关问题：

患者经非手术对症治疗后症状缓解，但对今后回归生活工作后会反复发作较担忧，如何回复并安慰患者？

答：本次治疗期间您的腰椎穿刺压力测定基本明确了您“低颅压性头痛”的诊断，现在经过治疗您的症状基本缓解，证明颅

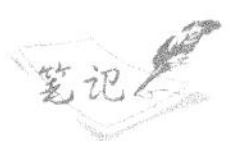

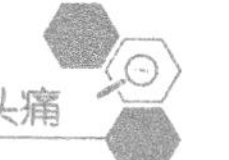

内压力已逐渐恢复正常，建议您后续工作生活期间注意避免疲劳或长时间站立，适当补水休息，如果没有持续性的脑脊液漏出，多数人不会反复发作，如果与本次类似的症状多次出现，您可尝试手术或硬膜外血贴等治疗方法，尽量根治脑脊液漏出情况。

笔记

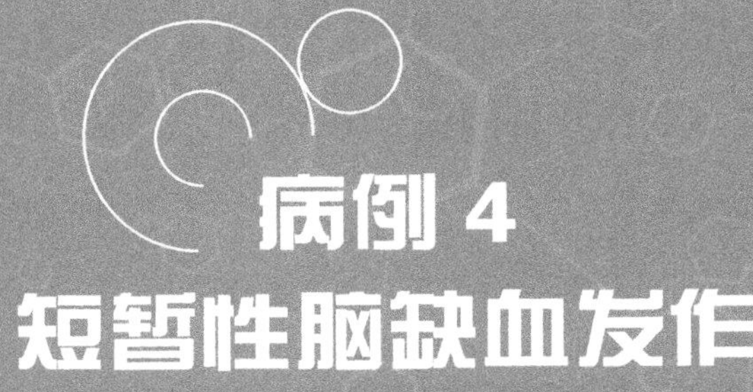

病例 4 短暂性脑缺血发作

病历摘要

【基本信息】

患者男性，65 岁。

主诉：反复发作性右侧肢体麻木乏力 5 小时。

现病史：患者 5 小时前无明显诱因下出现右侧肢体麻木乏力，表现为右侧上肢上抬费力，精细运动不灵活，站立行走困难，伴右侧肢体麻木感，无口齿不清，无意识丧失，无恶心呕吐，无肢体抽搐，持续 20 分钟左右缓解，未就诊。2 小时前患者再发右侧肢体乏力麻木，性质基本同前，2 小时以来类似症状反复发作 3 次，每次持续数分钟，现已再次缓解，为求进一步诊治，遂来我院急诊就诊。

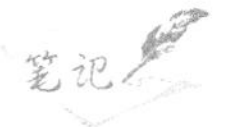

既往史：高血压10年，血压最高180/100 mmHg，近5年服用降压药物，目前服用硝苯地平控释片30 mg/d，血压未规律监测。发现血糖升高3年，目前未服用降糖药物，平时自测空腹血糖7～8 mmol/L。

个人史：吸烟20年，每天20支；偶有饮酒。初中学历，退休工人。无疫区接触史，否认传染病接触史，否认药物成瘾史。

婚育史：26岁结婚，育有1子1女，均体健，配偶健在，家庭和睦。

家族史：父亲年老去世，死因不详，母亲患有高血压，1兄2妹均体健。

【查体】

T 36.0 ℃，P 75次/分，R 18次/分，BP 157/95 mmHg。神志清楚，精神可，口齿清晰，对答流利，瞳孔等大等圆，直径2.5 mm，对光反射灵敏，眼球活动灵活到位，未及复视，额纹对称，鼻唇沟对称，示齿口角无偏斜，伸舌居中，心率75次/分，心律齐，未闻及心前区杂音，双侧呼吸音清，未闻及啰音，腹软，无压痛及反跳痛，四肢肌力5级，共济运动双侧协调，四肢腱反射对称正常，四肢深浅感觉无明显异常，闭目站立正常，直线行走平稳，病理征未引出。

【辅助检查】

血常规：未见明显异常。急诊生化：血糖13.8 mmol/L，总胆红素27.0 μmol/L，直接胆红素10.0 μmol/L，间接胆红素17.0 μmol/L，钙2.1 mmol/L，超敏C反应蛋白9.91 mg/L。血肌钙蛋白、凝血功能未见异常。心电图：窦性心律；T波改变。头颅增强MRI：脑白质变性2级。

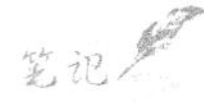

诊断与病例分析

一、病史特点归纳

1. 中老年男性，急性起病。

2. 发作性右侧肢体麻木乏力 5 小时。

3. 病情反复发作缓解。

4. 既往有高血压、血糖升高病史。

5. 长期吸烟史。

二、初步诊断

①短暂性脑缺血发作；②高血压；③糖尿病。

三、诊断依据

1. 短暂性脑缺血发作

（1）中老年男性，急性起病。

（2）发作性右侧肢体麻木乏力 5 小时。

（3）既往有高血压、血糖升高、长期吸烟等危险因素。

（4）查体：无神经系统阳性体征。

（5）辅助检查：头颅 MRI 未见新发梗死病灶。

2. 高血压：高血压病史，查体 BP 157/95 mmHg。

3. 糖尿病：随机血糖 13.8 mmol/L，平时自测空腹血糖 7 ～ 8 mmol/L。

四、鉴别诊断

1. 脑梗死：可以表现为持续性神经功能缺损症状，头颅 CT 或 MRI 可见梗死病灶。

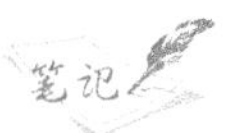

2. 脑出血：可以表现为神经功能缺损症状，常在活动中起病，

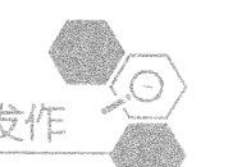

头颅 CT 显示出血的高密度病灶，有助于鉴别。

3. 多发性硬化：可有急性或亚急性起病的神经功能缺损症状，头颅 MRI 表现为脱髓鞘性质的病灶。

4. 癫痫：部分患者可表现为持续数秒至数分钟的肢体抽搐或麻木针刺感，从躯体一处开始向周围扩散，部分癫痫患者全面发作后可出现 Todd 麻痹，也可表现为局灶性神经功能缺损症状，可持续数小时或更长，需通过详细询问病史和脑电图检查进一步鉴别。

五、治疗原则及具体措施

治疗原则：对短暂性脑缺血发作患者快速完成卒中风险评估，早期启动卒中二级预防策略，同时控制危险因素。

1. 启动抗血小板治疗（阿司匹林 150 ～ 300 mg）。患者 ABCD2 评分 5 分，可考虑予以双抗治疗（氯吡格雷 + 阿司匹林，氯吡格雷首次需使用负荷剂量）。

2. 他汀药物治疗。

3. 改善侧支循环和再灌注治疗。

4. 血压管理。

5. 血糖管理。

6. 戒烟。

专业问题解答

1. 通过何种量表可评估短暂性脑缺血发作早期进展为缺血性脑卒中的风险程度？本患者风险程度如何？如何制定抗血小板策略？

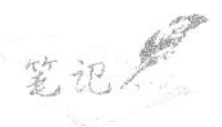

答：短暂性脑缺血发作早期进展为缺血性脑卒中的风险程度目前较公认的评估量表为 ABCD2 评分（表 4-1）。

表 4-1　ABCD2 评分量表

ABCD2 评分（总分 0 ～ 7 分）	得分
A 年龄≥ 60 岁	1
B 血压≥ 140/90 mmHg	1
C 临床表现	
单侧肢体无力	2
有言语障碍而无肢体无力	1
D 症状持续时间	
≥ 60 分钟	2
10 ～ 59 分钟	1
D 糖尿病：口服降糖药或应用胰岛素治疗	1
合计	7

注：ABCD2 评分 0 ～ 3 分判定为低危人群，4 ～ 5 分为中危人群，6 ～ 7 分为高危人群。

本患者 ABCD2 评分 5 分，为中危人群，建议双联抗血小板聚集治疗 21 天，如后续发现颅内大动脉狭窄则建议双抗治疗 3 个月。

2. 如本患者脑动脉 CTA 发现左侧大脑中动脉 M1 段重度狭窄，后续需完善哪些辅助检查及如何制定治疗策略？

答：建议完善数字减影血管造影（digital subtraction angiography，DSA）、脑灌注成像、高分辨磁共振管壁成像进一步评估血管狭窄率、侧支循环、脑组织缺血状态及斑块分布形式和形态。对于颅内大动脉狭窄建议双抗治疗 3 个月，如狭窄率在 70% 以上且存在供血区低灌注症状，排除禁忌证后可行手术

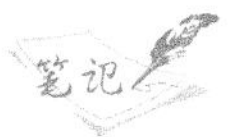

治疗（球囊血管成形术、球囊扩张式支架植入术、自膨式支架置入术）。

人文伦理相关问题：

患者家属对症状再发担忧，如何安慰？

答：患者目前病情是卒中前驱期的表现，反复的肢体乏力发作可能是脑血管狭窄导致短暂性大脑缺血的表现，您就诊意识很强，已经及时赶到医院了，我们会马上进行相关的检查进一步明确，并且依照治疗规范积极地对患者进行治疗，部分患者通过治疗后续可能缺血发作就逐渐停止了，少数治疗反应不佳的患者有逐渐进展的可能，希望通过我们大家的共同努力能让患者尽快好起来。

笔记

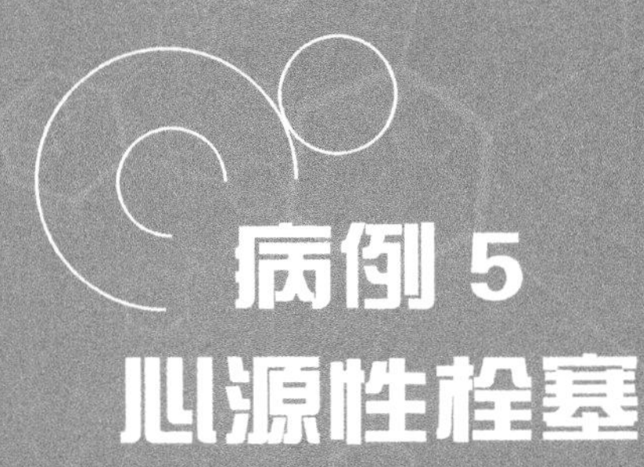

病例 5 心源性栓塞

病历摘要

【基本信息】

患者女性，78 岁。

主诉：突发言语不能伴右侧肢体乏力 6 小时。

现病史：患者 6 小时前在家中出现言语不能、右侧肢体无力，表现为理解障碍、表达困难、右侧肢体活动费力，不能行走，无恶心呕吐、无面部及肢体抽搐、无发热畏寒。症状持续存在，未有明显加重或缓解。急来我院就诊，查脑部 CTA 提示：①左侧大脑中动脉 M2 段闭塞，远端分支稀疏、显影浅淡；②右侧颈内动脉 C7 段局部瘤样扩张。为求进一步血管内介入治疗，收治入院。

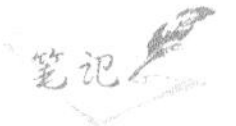

既往史：高血压 10 余年，平素口服拉西地平降压治疗，血压控制尚可。心房颤动 3 年，曾口服华法林抗凝治疗，近半年处于停药状态。

个人史：无吸烟、饮酒史。初中学历，退休工人。无疫区接触史，否认传染病接触史。否认药物成瘾史。

月经婚育史：初潮年龄 13 岁，3 ～ 7 天 /28 ～ 30 天，50 岁绝经；月经周期规则，月经量中等，颜色正常。有血块，无痛经史，否认阴道不规则出血。23 岁结婚，生育 2 子 2 女，均体健，丧偶，家庭和睦。

家族史：父母去世多年，死因不详，2 兄 2 姐 1 妹，否认二系三代中有类似疾病及具有家族遗传倾向的疾病史。

【查体】

T 36.8 ℃，P 77 次 / 分，R 16 次 / 分，BP 192/95 mmHg。嗜睡，呼之可醒，查体合作，言语对答无法建立，双侧瞳孔等大等圆，对光反射灵敏，双眼左向凝视，伸舌偏右，右侧鼻唇沟变浅，心率 89 次 / 分，心律不齐，第一心音绝对不等，颈软，右侧肢体肌张力降低，左侧肢体肌张力正常，左侧肢体可见自主活动，粗测 5 级，右侧肢体疼痛刺激稍回缩，粗测 2 级，双侧腱反射对称，双侧深浅感觉无特殊，左侧病理征未引出，右侧病理征阳性。NIHSS 评分 10 分。

【辅助检查】

心电图：房颤心律。脑部 CT（CTA+CTP）：①左侧大脑中动脉 M2 段闭塞，远端分支稀疏、显影浅淡；②右侧大脑中动脉大片低灌注区。

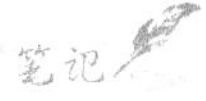

诊断与病例分析

一、病史特点归纳

1. 老年女性，急性起病。

2. 突发言语不能伴右侧肢体乏力 6 小时。

3. 既往有心房颤动病史，且处于未抗凝状态。

4. 既往有高血压病史。

二、初步诊断

①心源性栓塞；②心房颤动；③高血压。

三、诊断依据

1. 老年女性，急性起病。

2. 突发言语不能伴右侧肢体乏力 6 小时。

3. 既往有心房颤动、高血压病史。

4. 查体：嗜睡，言语对答无法建立，双眼左向凝视，伸舌偏右，右侧鼻唇沟变浅，右侧肢体肌力 2 级，右侧病理征阳性。

5. 辅助检查：脑部 CT（CTA+CTP）：①左侧大脑中动脉 M2 段闭塞，远端分支稀疏、显影浅淡；②右侧大脑中动脉大片低灌注区。心电图：房颤心律。

四、鉴别诊断

1. 短暂性脑缺血发作：可以表现为神经功能缺损症状，但通常持续数分钟后可自行缓解，一般很少超过 1 小时，不会超过 24 小时，影像学无病灶。

2. 脑出血：可以表现为相同的神经功能缺损症状，常在活动中起病，头颅 CT 显示出血的高密度病灶，有助于鉴别。

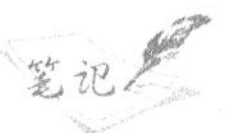

3. 脑肿瘤：通常为亚急性或慢性起病，可表现为神经功能缺损症状，影像学可见占位性病变。

4. 多发性硬化：可有急性或亚急性起病的神经功能缺损症状，头颅 MRI 表现为脱髓鞘性质的病灶。

5. 脑脓肿：表现为亚急性起病的神经功能缺损症状，可伴有发热、头痛，影像学表现为具有囊壁特征的占位性病变，常伴水肿。

五、治疗原则及具体措施

治疗原则：争取超早期治疗，确定个体化和整体化治疗方案，依据患者自身的危险因素、病情程度等采取针对性治疗，从而最大限度地提高治疗效果和改善预后。

1. 患者无溶栓指征，病程在 6 ～ 24 小时内 CTA 提示明确存在左侧大脑中动脉 M2 段闭塞，CTP 提示大片低灌注区，有血管内治疗指征，建议行血管内治疗。

2. 他汀药物治疗。

3. 血压管理。

4. 预防深静脉血栓治疗。

5. 戒烟戒酒。

6. 稳定后抗凝治疗。

专业问题解答

1. 缺血性卒中的临床 TOAST 分型怎么分？本患者最有可能的类型是什么？需要做哪些检查来查找病因？

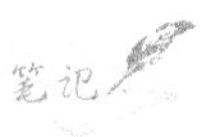

答：TOAST 分型包括 5 个亚型：大动脉粥样硬化型、小动脉栓塞型、心源性栓塞型、其他有明确原因型、原因不明型。本患者为心源性栓塞型，需要进行相关动脉血管评估（如 MRA、CTA、超声等）、动态心电图、心脏彩超、实验室检查等筛查系统性疾病。

2. 心源性缺血性脑卒中二级预防有什么要求和建议？

答：建议选用华法林或新型口服抗凝药物进行抗凝治疗，如果选择华法林，建议 INR 控制在 2.0 ～ 3.0。

人文伦理相关问题：

1. 患者家属对脑栓塞不理解，头颅 CT 既然没问题，怎么证明是脑栓塞？

答：当脑血管发生栓塞时，立即会出现偏侧肢体麻木、无力等症状，一般来说，急性脑梗死的病灶在 CT 上显影需要 6 ～ 24 小时，针对急性卒中，临床上主要根据症状、体征及 CT 来诊断，CT 平扫主要用于排除脑出血，排除脑出血后，就可以初步判断为脑梗死了，如果要进一步证明具体闭塞血管，可以进一步做 CTA。

2. 既然溶栓 / 取栓最有效，那为什么要患方来做选择，为什么医生你不能帮我们决定？

答：溶栓 / 取栓是当前治疗急性缺血性卒中的标准治疗方案，但是两者都有一定的医疗风险，需要跟家属交代风险与获益，获得家属知情同意后才能实施。

3. 在治疗脑栓塞的过程中患者症状加重，如何向患方解释病情并安慰患者？

笔记

答：一旦发生脑栓塞，患者就会出现失语、偏瘫等症状，如

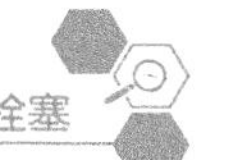

果脑血管处于持续闭塞状态，相应脑血管供血区域就会发生脑梗死，并逐渐出现脑水肿，一般来说，发病 3 ～ 5 天时，脑水肿会逐渐达到高峰，症状会逐渐加重，甚至出现脑疝，危及生命，此时需要行外科手术。过了水肿高峰，患者的症状会逐渐稳定。

笔记

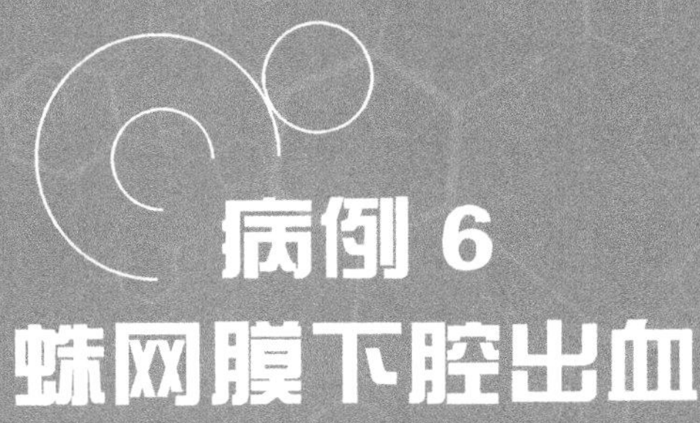

病例 6 蛛网膜下腔出血

病历摘要

【基本信息】

患者女性，70 岁。

主诉：突发头晕、头痛伴呕吐 10 小时。

现病史：10 小时前患者在家休息时突发头晕、头痛，伴恶心呕吐，呕吐物为胃内容物，无肢体抽搐，无尿便失禁，无发热，家属将其送至当地医院就诊，查头颅 CT 提示环池、鞍上池可见高密度出血影，进一步查头颅 CTA，提示基底动脉尖可疑动脉瘤（报告未见）。为进一步治疗转来我院急诊就诊，复查头颅 CT 示桥前池、双侧小脑幕密度增高，给予止血、护胃对症治疗，为进一步监护治疗收入院。

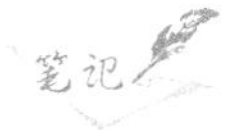

既往史：高血压7年，服用缬沙坦氢氯噻嗪片、西尼地平片治疗；糖尿病数年，服用格列齐特缓释片、二甲双胍片治疗。

个人史：否认吸烟、饮酒史。小学学历，农民。无疫区接触史，否认传染病接触史。否认药物成瘾史。

月经婚育史：初潮年龄13岁，3～7天/28～30天，50岁绝经；月经周期规则，月经量中等，颜色正常。有血块，无痛经史，否认阴道不规则出血。23岁结婚，生育3女，均体健，配偶健在，家庭和睦。

家族史：父亲年老去世，死因不详，母亲患有高血压，1兄患有高血压。

【查体】

T 37.0 ℃，P 72次/分，R 18次/分，BP 134/60 mmHg。嗜睡，GCS评分15分。睁眼反射：自动睁眼4分；语言反应：回答正确5分；运动反应：遵嘱活动6分。双侧瞳孔等大等圆，直径2.5 mm，对光反射灵敏，颈强直，四肢肌力5级，腱反射正常，双侧病理征阴性。

【辅助检查】

头颅CT：环池、鞍上池可见高密度出血影；桥前池、双侧小脑幕密度增高。

笔记

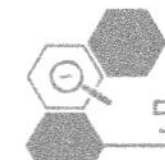

诊断与病例分析

一、病史特点归纳

1. 老年女性，急性起病。

2. 突发头晕、头痛伴呕吐 10 小时。

3. 既往有高血压、糖尿病病史。

二、初步诊断

①蛛网膜下腔出血；②基底动脉瘤；③高血压；④糖尿病。

三、诊断依据

1. 老年女性，急性起病。

2. 突发头晕、头痛伴呕吐 10 小时。

3. 既往有高血压、糖尿病病史。

4. 查体：嗜睡，颈强直，四肢肌力 5 级，腱反射正常，双侧病理征阴性。

5. 辅助检查：头颅 CT 提示桥前池、双侧小脑幕密度增高。

四、鉴别诊断

1. 高血压性脑出血：也可出现血性脑脊液，应有明显局灶性体征，如偏瘫、失语等。

2. 脑肿瘤：通常为亚急性或慢性起病，可表现为神经功能缺损症状，影像学可见占位性病变。

3. 颅内感染：细菌性、真菌性、结核性和病毒性脑膜炎等均可有头痛、呕吐及脑膜刺激征。蛛网膜下腔出血后发生化学性脑膜炎时，脑脊液白细胞增多，易与感染混淆，但后者发热在先。蛛网膜下腔出血脑脊液黄变和淋巴细胞增多时，易与结核性脑膜

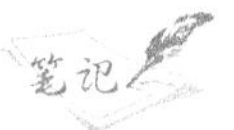

炎混淆，但后者脑脊液糖、氯化物降低，头颅 CT 正常。

五、治疗原则及具体措施

治疗原则：急性期治疗原则是防治再出血、降低颅内压、减少并发症、治疗原发病和预防复发。

1. 一般处理：头高位，侧卧，镇静、止痛，绝对卧床休息，避免用力和情绪波动，保持大便通畅；积极对症支持治疗。

2. 降低高颅压：脱水剂或白蛋白。

3. 预防再出血：可酌情选用抗纤维蛋白溶解剂，如氨基己酸、氨甲环酸等。

4. 脑血管痉挛防治：尼莫地平。

5. 脑积水处理：甘露醇、呋塞米等。

6. 癫痫防治。

7. 低钠血症及低血容量防治。

8. 手术治疗选择和预后判断主要依据蛛网膜下腔出血的临床病情分级，一般采用 Hunt-Hess 分级，Hunt-Hess 分级≤Ⅲ级时，多早期行手术夹闭动脉瘤或介入栓塞治疗。

专业问题解答

1. 蛛网膜下腔出血的病因有哪些?

答：蛛网膜下腔出血的病因有颅内动脉瘤、血管畸形、烟雾病、血液系统疾病、颅内静脉系统血栓和抗凝治疗并发症等；此外，约 10% 的患者病因不明。

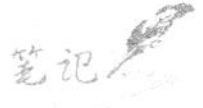

2. 蛛网膜下腔出血的常见并发症有哪些？

答:（1）再出血：20% 的动脉瘤患者发病后 10 ～ 14 日可发生再出血，使死亡率约增加一倍，动静脉畸形急性期再出血者较少见。

（2）脑血管痉挛：病后 3 ～ 5 天开始发生，5 ～ 14 天达高峰，2 ～ 4 周逐渐消失。

（3）急性或亚急性脑积水。

（4）癫痫发作、低钠血症。

人文伦理相关问题：

1. 患者家属对蛛网膜下腔出血不理解，有时头颅 CT 是阴性的，怎么证明是蛛网膜下腔出血？

答：当蛛网膜下腔出血的出血量比较少，或者出血时间超过一定时间，部分被吸收后，CT 的敏感性就不够了。此时，需要进一步做腰椎穿刺检查脑脊液来证明蛛网膜下腔出血。

2. 在治疗的过程中患者症状加重，如何向患方解释病情？

答：蛛网膜下腔出血后，悬浮在血性脑脊液的脑血管会受到血液内炎症物质刺激，发生脑血管痉挛，从而导致脑组织梗死。我们会常规应用尼莫地平来预防和治疗脑血管痉挛。

笔记

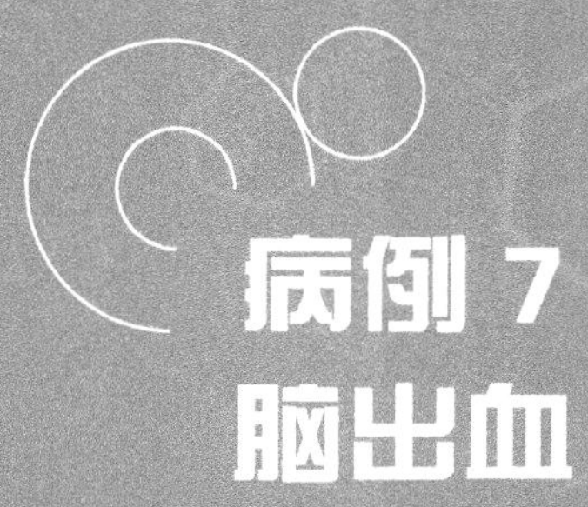

病例 7 脑出血

病历摘要

【基本信息】

患者男性，39 岁。

主诉：突发右侧肢体无力伴头痛 22 小时。

现病史：患者 22 小时前少量饮酒后出现右侧肢体无力，表现为精细动作不灵活，伴言语稍含糊，自觉有头部胀痛，程度一般可忍，伴恶心，无呕吐，无头晕，无吞咽困难，无饮水呛咳，无意识丧失，无面部或肢体抽搐，无发热畏寒，无异常出汗，症状持续存在，未有明显加重或缓解，未重视，未就诊。今晨起时患者自觉右上肢无力有所加重，遂来我院门诊就诊，急诊查头颅 CT 提示左侧基底节高密度影，予以酚磺乙胺、氨甲

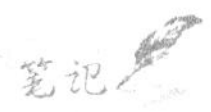

环酸、蛇毒血凝酶针等对症支持治疗，为进一步诊治收入院。

既往史：高血压数年，未服用药物。

个人史：高中学历，职员。否认长期吸烟、饮酒史，否认吸毒史，否认药物依赖及成瘾史，否认冶游史。

婚育史：25 岁结婚，育有 1 子，体健，配偶健在，家庭和睦。

家族史：父亲、母亲体健，无兄弟姐妹，否认二系三代中有类似疾病及具有家族遗传倾向的疾病史。

【查体】

T 36.7 ℃，P 76 次 / 分，R 18 次 / 分，BP 169/105 mmHg。神志清楚，精神可，对答切题，口齿稍含糊，双侧瞳孔等大等圆，对光反射灵敏，眼球活动无特殊，额纹对称，伸舌居中，鼻唇沟对称，示齿口角无歪斜，颈软，颈静脉无充盈，两肺呼吸音清，未闻及干湿啰音，心率 76 次 / 分，心律齐，未闻及杂音，腹平软，剑突下无压痛，无反跳痛，肝脾肋下未触及，移动性浊音阴性，双下肢不肿。四肢肌张力无增高或减低，左侧肢体肌力 5 级，右侧肢体肌力 4+ 级，深浅感觉无特殊。右侧共济活动乏力未做，Romberg 征乏力无法完成。双侧腱反射正常，双侧 Hoffmann 征阴性，右侧 Babinski 征阳性，Kernig 征阴性。

【辅助检查】

颅脑 CT 平扫：左侧基底节区高密度影（图 7-1）。

笔记

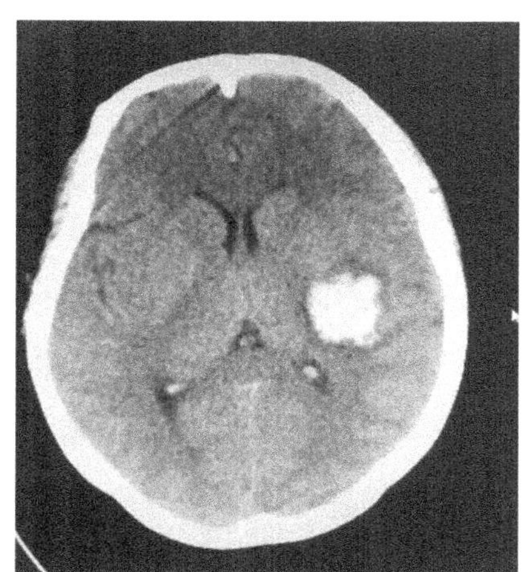

图 7-1　颅脑 CT 平扫

诊断与病例分析

一、病史特点归纳

1. 中年男性，急性起病。

2. 右侧肢体无力伴头痛 22 小时。

3. 病情有进展表现。

4. 既往有高血压病史。

二、初步诊断

①脑出血；②高血压。

三、诊断依据

1. 脑出血

（1）中年男性，急性起病。

（2）右侧肢体无力伴头痛 22 小时。

（3）既往有高血压病史。

（4）查体：神志清楚，口齿稍含糊，右侧肢体肌力4+级，右侧病理征阳性。

（5）辅助检查：颅脑CT平扫提示左侧基底节区高密度影。

2. 高血压：既往有高血压病史，查体BP 169/105 mmHg。

四、鉴别诊断

1. 脑梗死：可以表现为相同的神经功能缺损症状，头颅CT及MRI有助于鉴别，CT显示低密度病灶，DWI序列显示高信号病灶。

2. 脑肿瘤：通常为亚急性或慢性起病，可表现为神经功能缺损症状，影像学可见占位性病变。

3. 多发性硬化：可有急性或亚急性起病的神经功能缺损症状，头颅MRI表现为脱髓鞘性质的病灶。

4. 脑脓肿：表现为亚急性起病的神经功能缺损症状，可伴有发热、头痛，影像学表现为具有囊壁特征的占位性病变，常伴水肿。

五、治疗原则及具体措施

治疗原则：安静卧床；积极控制血压；脱水降颅压；防止继续出血；加强护理，防治并发症，必要时手术治疗，以挽救生命，降低死亡率、残疾率和减少复发。

1. 内科治疗

（1）一般处理：卧床休息，注意水电解质平衡、预防吸入性肺炎和早期控制感染。

（2）降低颅内压。

（3）控制血压。

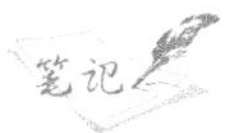

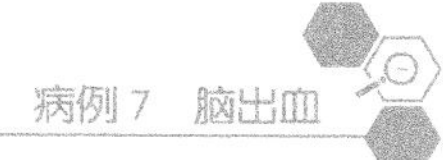

（4）止血治疗。

2. 外科治疗。主要手术方法包括去骨瓣减压术、开颅血肿清除术、钻孔血肿引流术等。

3. 康复治疗。

专业问题解答

1. 脑出血的病因有哪些？本患者最有可能的类型是什么？需要哪些检查明确病因？

答：脑出血最常见的病因是高血压合并细小动脉硬化，其他病因包括动–静脉血管畸形、脑淀粉样病变、血液病及抗凝或溶栓治疗等。该患者最可能为高血压引起。需要头颅 CT、CTA、增强 MRI、DSA、实验室检查等筛查系统性疾病。

2. 脑出血血压控制策略有哪些？

答：当收缩压＞ 200 mmHg 或平均动脉压＞ 150 mmHg 时，要用持续静脉降压药物积极降低血压；当收缩压＞ 180 mmHg 或平均动脉压＞ 130 mmHg 时，如果同时有疑似颅内压增高的证据，要考虑监测颅内压，可用间断或持续静脉降压药物来降低血压，但要保证脑灌注压在 60 ～ 80 mmHg；如果没有颅内压增高的证据，降压目标则为 160/90 mmHg 或平均动脉压 110 mmHg。降压不能过快，要加强监测，防止因血压下降过快引起脑低灌注。脑出血恢复期应积极控制高血压，尽量将血压控制在正常范围内。

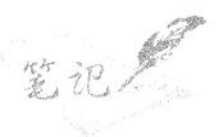

人文伦理相关问题：

1. 患者家属对脑出血的病因不理解，如何向其解释？

答：引起脑出血的病因很多，最常见的病因是高血压动脉粥样硬化，其次为先天性脑血管畸形或动脉瘤、血液病、脑外伤、抗凝或溶栓治疗、淀粉样血管病等引起的脑出血。

2. 在治疗脑出血的过程中患者症状加重，如何向患者解释病情？

答：脑出血后，正常的脑细胞会被压迫，部分脑细胞会立即死亡，会出现头痛、偏瘫、偏盲等症状，随着出血量的增多，脑细胞的死亡会逐渐增多，上述症状会加重；另外，出血灶周围会逐渐出现脑水肿，导致颅内压逐渐增加，甚至出现脑疝，意识障碍程度逐渐加重；针对上述情况，如果有手术指征，需要立即通过手术来清除血肿，降低颅内压，从而挽救患者生命。

笔记

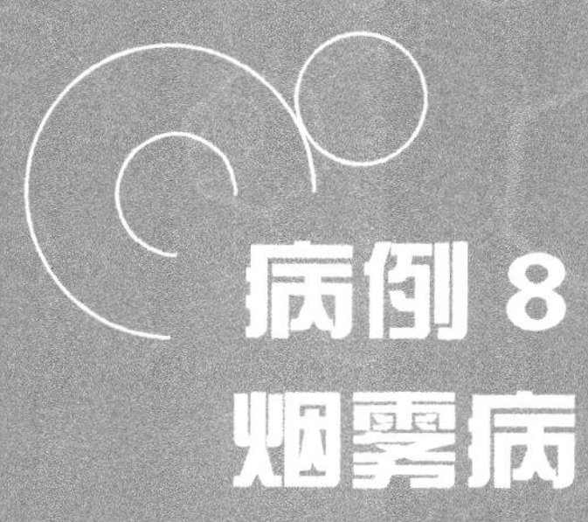

病例 8 烟雾病

病历摘要

【基本信息】

患者女性，28 岁。

主诉：发作性左侧肢体麻木 3 个月，口齿含糊 5 天。

现病史：患者 3 个月前无明显诱因出现左侧肢体麻木乏力，持续约半小时后自行缓解，无口齿含糊，无口角歪斜，无眼球活动受限等不适，当时至外院就诊，查颅脑 CT 提示颅内未见明显异常征象。患者 5 天前出现口齿含糊，持续约半小时后自行缓解，发作 2 次，无肢体乏力，无口角歪斜，无眼球活动受限等不适，再次至外院就诊，查颅脑 MRI+MRA 提示：①右侧额顶叶多发缺血灶，顶叶部分病灶呈 T_1 低信号、T_2 高信号、DWI 高信号、

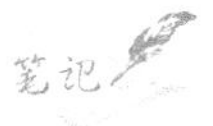

ADC低信号；②右侧大脑中动脉未见显示，右侧颈内动脉C7段变窄。予以阿司匹林肠溶片抗血小板、阿托伐他汀钙片降脂稳定斑块及营养神经等对症治疗，患者现无口齿含糊，无肢体乏力，无口角歪斜，无眼球活动受限等不适，现为求进一步诊治，门诊拟"脑血管病"收入院。

既往史：高血压病史8年，目前服用坎地沙坦酯片、硝苯地平控释片、拉贝洛尔片降压治疗，自诉血压控制尚可。

个人史：原籍长大，长期居住于本地，初中文化，否认吸烟、饮酒史，否认吸毒史，否认药物依赖及成瘾史，否认不洁性生活史。

婚育史：23岁结婚，生育2女，均体健，配偶健在，家庭和睦。

家族史：父亲去世，死于尿毒症，母亲体健，1姐体健。

【查体】

T 36.0 ℃，P 69次/分，R 18次/分，BP 160/98 mmHg。神志清楚，精神可，口齿清晰，对答流利，瞳孔等大等圆，直径2.5 mm，对光反射灵敏，眼球活动灵活到位，未及复视，额纹对称，鼻唇沟对称，伸舌居中，心率69次/分，四肢肌力5级，四肢腱反射对称正常，四肢深浅感觉无明显异常，闭目站立正常，直线行走稳，病理征未引出。

【辅助检查】

血常规、C反应蛋白、血沉、自身抗体、甲状腺功能、抗心磷脂抗体等指标均无特殊。颈部血管无特殊。颅脑MRI+MRA提示：①右侧额顶叶多发缺血灶，顶叶急性期梗死可能，建议随访

笔记

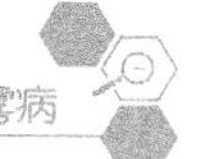

复查；②右侧大脑中动脉未见显示，右侧颈内动脉 C7 段变窄。脑血管造影：右侧大脑中动脉未见显示，右侧颈内动脉 C7 段变窄，伴颅底异常血管网。

诊断与病例分析

一、病史特点归纳

1. 青年女性，亚急性起病。

2. 发作性左侧肢体麻木 3 个月，口齿含糊 5 天。

3. 病情有进展表现。

4. 既往有高血压病史。

二、初步诊断

①烟雾病；②脑梗死；③高血压。

三、诊断依据

1. 烟雾病

（1）青年女性，亚急性起病。

（2）发作性左侧肢体麻木 3 个月，口齿含糊 5 天。

（3）既往有高血压病史。

（4）查体：神经系统未见阳性体征。

（5）辅助检查：颅脑 MRI+MRA 提示：①右侧额顶叶多发缺血灶，顶叶部分病灶呈 T_1 低信号、T_2 高信号、DWI 高信号、ADC 低信号；②右侧大脑中动脉未见显示，右侧颈内动脉 C7 段变窄。脑血管造影：右侧大脑中动脉未见显示，右侧颈内动脉 C7 段变窄，伴颅底异常血管网。

笔记

2. 脑梗死：有脑血管病危险因素，亚急性起病，伴神经功能缺损症状，颅脑 MRI 提示右侧额顶叶多发缺血灶，顶叶部分病灶呈 T_1 低信号、T_2 高信号、DWI 高信号、ADC 低信号。

3. 高血压：既往有高血压病史，查体 BP 160/98 mmHg。

四、鉴别诊断

1. 动脉粥样硬化性血管病：一般有高血压、糖尿病、高血脂等血管危险因素，DSA 表现为颅内、颅外血管同时受累多见。

2. 动脉炎性血管病：颅内中小动脉多发受累较常见，常呈串珠样改变。

3. 梅毒感染性血管病：有梅毒病史，脑脊液提示有中枢神经系统受累。

五、治疗原则及具体措施

治疗原则：手术目前是烟雾病最主要的治疗方式，没有任何药物可以肯定有效地控制或逆转烟雾病的发病过程，药物主要是用于对症支持治疗或围手术期管理，主要目的是防止脑血栓形成并维持足够的脑血容量，以及针对患者症状（如头痛、癫痫）给予对症治疗。

1. 对慢性缺血型、脑梗死急性期的烟雾病患者给予抗血小板治疗。

2. 合并高血压的烟雾病患者可使用钙通道阻滞剂如硝苯地平、氨氯地平等来维持血压平稳。

3. 使用他汀类药物稳定血管内皮功能。

4. 使用依达拉奉、丁苯酞及一些改善微循环的中药制剂来保护神经。

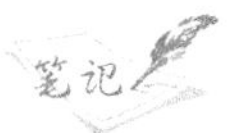

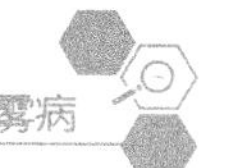

5. 康复治疗。

6. 支持性治疗如抗惊厥、控制血糖、预防应激性溃疡等。

7. 病因治疗，对发作频繁、颅内动脉狭窄严重或闭塞者可考虑血运重建等外科手术治疗，包括直接血运重建如颞浅动脉 – 大脑中动脉吻合术，间接血运重建如脑动脉血管吻合术、脑硬膜血管吻合术、颞浅动脉 – 大脑中动脉血管吻合术等。

专业问题解答

1. 烟雾病的定义是什么？烟雾病的病理改变有哪些？

答：烟雾病，又称脑底异常血管网病，是颈内动脉虹吸部及大脑前动脉、大脑中动脉起始部严重狭窄或闭塞，软脑膜动脉、穿通动脉等小血管代偿增生，形成的以脑底异常血管网为特征的一种脑血管疾病。

病理表现为受累动脉内膜明显增厚、内弹力纤维层高度迂曲撕裂，中膜萎缩变薄，外膜改变不明显，无炎症细胞浸润和动脉硬化改变。可见脑梗死、脑出血或蛛网膜下腔出血等病理改变。

2. 烟雾病与烟雾综合征的鉴别有哪些？

答：烟雾病需与烟雾综合征鉴别。常见的烟雾综合征有动脉粥样硬化性、感染性、血管炎性、动脉夹层性等原因导致的颅内动脉狭窄或闭塞，需完善头颅增强 MRI、DSA、高分辨磁共振管壁成像等检查来明确。

笔记

人文伦理相关问题：

1. 患者家属对烟雾病不理解，头颅 CT 既然没问题，怎么证明是烟雾病？

答：头颅 CT 主要显示的是脑组织，临床上主要用于诊断脑实质病变，如梗死、出血、炎症及肿瘤等，烟雾病是一种脑血管病，需要采用 MRA、CTA、DSA 来明确诊断。

2. 在治疗烟雾病的过程中患者症状加重，如何向患方解释病情并安慰患者？

答：烟雾病患者的颅内动脉存在重度狭窄 / 闭塞，部分患者可能合并动脉瘤，且形成的烟雾样血管比较脆弱，容易导致血管闭塞和破裂，引发脑梗死和脑出血，上述情况均可能导致症状加重。我们会通过全面的脑血管检查来评估和监测病情，及时采取恰当的医疗措施。

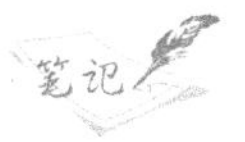

病例 9
脑淀粉样血管病

病历摘要

【基本信息】

患者男性，72 岁。

主诉：头痛伴反应迟钝 2 天。

现病史：患者 2 天前无明显诱因出现前额部头痛，呈持续性胀痛，伴反应迟钝，表现为言语减少、精神呆滞、近记忆力减退，无虚构妄想，无头晕，无恶心呕吐，无口齿不清，无肢体乏力麻木，头痛症状持续存在，无明显加重减轻，遂至我院门诊就诊。

既往史：阿尔茨海默病 5 年，规律服用多奈哌齐片 5 mg/ 晚，生活基本可自理；3 年前患右侧额叶脑梗死，1 年前患左侧枕叶脑出血，未遗留明显后遗症；否认高血压、糖尿病等病史。

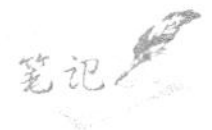

个人史：否认吸烟、饮酒史。小学学历，农民。无疫区接触史，否认传染病接触史。否认药物成瘾史。

家族史：父亲、母亲年老去世，死因不详，1兄有高血压，否认家族遗传病史。

【查体】

T 37.0 ℃，P 78 次 / 分，R 18 次 / 分，BP 150/98 mmHg。心、肺、腹无异常。神志清楚，精神可，反应迟钝，查体欠合作，定向力、计算力（100 –7=？）、记忆力减退，口齿清晰，瞳孔等大等圆，直径 2.5 mm，对光反射灵敏，眼球活动灵活到位，未及复视，额纹对称，伸舌居中，双侧鼻唇沟对称，四肢肌力粗测 5 级，共济运动基本协调，四肢腱反射对称正常，四肢深浅感觉不合作，闭目站立正常，病理征未引出，脑膜刺激征阴性。

【辅助检查】

血常规、生化、血肌钙蛋白、凝血功能、自身抗体、肿瘤标志物未见异常。心电图：窦性心律。头颅 MRI：右侧额叶和左侧枕叶出血后遗症及软化灶，脑白质 2 级。头颅磁敏感成像：两侧额叶、左侧枕叶、右侧顶枕交界处软化灶，脑内散在多发微出血灶（图 9-1）。

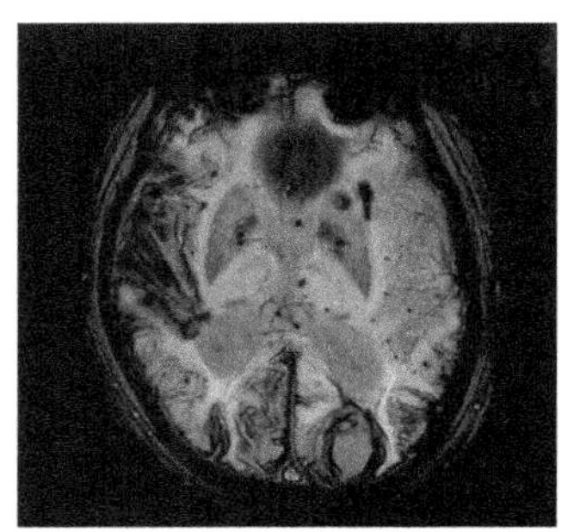

图 9-1　头颅磁敏感成像

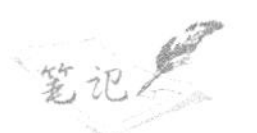

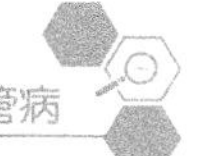

诊断与病例分析

一、病史特点归纳

1. 老年男性，急性起病。

2. 头痛伴反应迟钝 2 天。

3. 既往有脑叶出血及梗死病史。

4. 既往有阿尔茨海默病病史。

二、初步诊断

①脑淀粉样血管病；②阿尔茨海默病。

三、诊断依据

1. 老年男性，急性起病。

2. 头痛伴反应迟钝 2 天。

3. 既往有脑叶出血及梗死病史，有痴呆病史。

4. 查体：反应迟钝，查体欠合作，认知功能下降。

5. 辅助检查：头颅 MRI 提示右侧额叶和左侧枕叶出血后遗症及软化灶，脑白质 2 级。头颅磁敏感成像提示两侧额叶、左侧枕叶、右侧顶枕交界处软化灶，脑内散在多发微出血灶。

四、鉴别诊断

1. 高血压性脑出血：多为基底节、脑干、小脑等部位出血，可以表现为对应部位的神经功能缺损症状，常在活动中起病，头颅 CT 有助于鉴别。本患者既往无高血压病史，影像学提示广泛多发微出血病灶不符合高血压性脑出血。

2. 脑血管畸形：可以表现为神经功能缺损症状，头颅磁敏感或脑血管造影等检查可明确诊断。

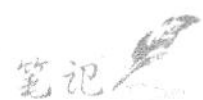

3. 脑肿瘤：通常为亚急性或慢性起病，可表现为神经功能缺损症状，影像学可见占位性病变。

五、治疗原则及具体措施

本病尚无特异性治疗，临床主要在于预防和处置出血事件，降低出血危险性，避免诱发出血的因素。

1. 保持安静，绝对卧床休息，尽量避免不必要的搬动，保持大便通畅。

2. 密切监测生命体征，定期复查头颅 CT，如有出血扩大，必要时外科干预。

3. 脱水降颅压，控制脑水肿。

4. 改善认知、促进脑细胞代谢。

5. 控制血压。

6. 维持水电解质平衡、营养支持。

7. 预防深静脉血栓。

8. 翻身拍背，预防误吸、肺部感染、压疮等并发症的发生。

专业问题解答

1. 脑淀粉样血管病的主要病理变化有哪些？如何确诊？脑淀粉样血管病的病因分类有哪几种？脑淀粉样血管病的危险因素有哪些？

答：主要病理变化是 β 淀粉样蛋白在脑皮质及皮质下、软脑膜及小血管中外膜沉积。确诊需要病理活检。

病因分类包括遗传性、散发性、获得性。

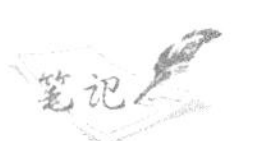

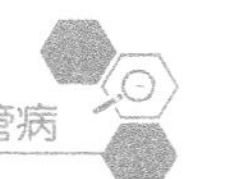

危险因素包括高龄、载脂蛋白 E 基因、阿尔茨海默病等。

2. 本患者如有一过性言语含糊、肢体乏力等短暂性脑缺血事件发生，需如何处理?

答：避免应用短暂性脑缺血发作的治疗方案，即抗血小板聚集、抗凝药物等，主要针对已知的危险因素进行关注及预防，如控制血压。

人文伦理相关问题：

患者家属对该疾病是否遗传表示担忧，有无特异性预防措施?

答：该病有一定遗传因素，但大多数为散发病例，与高龄、痴呆等相关。目前无特异性治疗，临床主要在于预防及处置偶发和复发出血事件，尽量降低脑出血危险性，避免可诱发出血的各种因素。

笔记

病例 10 颅内静脉窦血栓形成

病历摘要

【基本信息】

患者女性，28 岁。

主诉：头痛伴反应迟钝 2 天。

现病史：患者 2 天前无明显诱因出现头痛，从后颈枕部剧烈抽痛逐渐累及颞部及颜面部，并逐渐出现恶心及非喷射样呕吐，淡漠少语，无四肢麻木无力，无口齿含糊，无畏寒发热，无幻觉，无烦躁等精神行为异常，无大小便失禁。当时急诊于当地医院，查颅脑 CT 提示未见明显异常。给予止痛等对症治疗后，头痛仍持续存在。2 天来，患者感上述症状加重，为求进一步诊疗，来我院神经内科门诊。

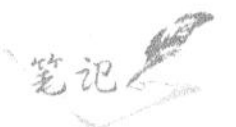

既往史：体健。

个人史：否认吸烟、饮酒史。大学学历。无疫区接触史，否认传染病接触史。

月经婚育史：长期服用避孕药物避孕，月经紊乱。23 岁结婚，生育 1 女，均体健，配偶健在，家庭和睦。

家族史：父亲、母亲健在，否认家族遗传病史。

【查体】

T 37.0 ℃，P 78 次 / 分，R 18 次 / 分，BP 150/90 mmHg。神志清楚，精神可，口齿清晰，对答流利，颈软，瞳孔等大等圆，直径 2.5 mm，对光反射灵敏，眼球活动灵活到位，额纹对称，双侧鼻唇沟对称，示齿口角无歪斜，伸舌居中，四肢肌力 5 级，肌张力正常，共济运动协调，四肢腱反射对称正常，四肢深浅感觉无明显异常，闭目站立正常，病理征未引出。

【辅助检查】

血常规：白细胞计数 5.8×10^9/L，血小板计数 200×10^9/L。D-二聚体 2368 ng/mL。急诊生化、血肌钙蛋白未见异常。心电图：窦性心律。头颅 CT：未见明显异常。颅脑增强 CT：上矢状窦空三角征。

诊断与病例分析

一、病史特点归纳

1. 青年女性，急性起病。

2. 头痛伴呕吐 2 天。

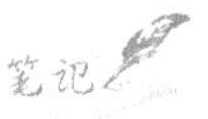

3. 头颅 CT 无特殊，外院给予头痛对症治疗无效。

4. 长期服用避孕药物避孕，月经紊乱。

二、初步诊断

颅内静脉窦血栓形成。

三、诊断依据

1. 青年女性，急性起病。

2. 头痛伴呕吐 2 天，颅脑 CT 未见明显异常。

3. 长期服用避孕药物避孕，月经紊乱。

4. 神经系统查体未见明显阳性体征。

5. 辅助检查：D- 二聚体 2368 ng/mL。颅脑增强 CT 提示上矢状窦空三角征。

四、鉴别诊断

1. 良性颅内压增高：无脑实质病变、脑室扩大、颅内占位及感染，无大脑静脉系统疾病导致的不明原因的颅内压增高。

2. 颅内肿瘤：通常为亚急性或慢性起病，可表现为神经功能缺损症状，影像学可见占位性病变。

3. 脑脓肿：表现为亚急性起病的神经功能缺损症状，可伴有发热、头痛，影像学表现为具有囊壁特征的占位性病变，常伴水肿。

五、治疗原则及具体措施

治疗原则：去除原发病，给予抗感染、治疗脑水肿、抗凝、扩容、对症等治疗。

1. 抗凝治疗：无抗凝禁忌的应及早接受抗凝治疗，可选用低分子肝素或华法林。

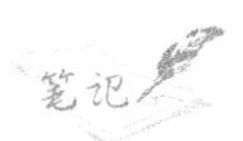

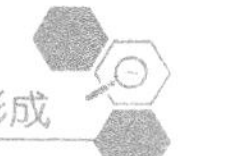

2. 对症治疗：颅压高者可给予甘露醇、甘油果糖等降颅压；有癫痫发作时可给予抗癫痫治疗；严重脱水者给予补液，维持水电解质平衡。

3. 病因治疗：立即停止口服避孕药。

专业问题解答

1. 静脉窦血栓形成的病因有哪些？

答：①血液高凝状态，如妊娠或产褥期；②遗传性凝血机制异常，如抗凝血酶Ⅲ缺乏等；③血流动力学异常，如脱水、休克、恶病质等；④药物因素，如口服避孕药、皮质醇激素等；⑤感染，如中耳炎、鼻窦炎等。

2. 非感染性静脉窦血栓最常见的部位是什么？感染性静脉窦血栓最常见的部位是什么？

答：上矢状窦血栓形成（非感染性）；海绵窦血栓形成（感染性）。

人文伦理相关问题：

1. 患者家属对静脉窦血栓形成疾病不了解，如何解释？是什么原因引起的？

答：静脉窦血栓形成可以理解为脑静脉闭塞引起的静脉性脑梗死，其病因较多，如血液高凝状态、遗传性凝血机制异常、血流动力学异常、服用特殊药物及感染等。本患者最可能的原因是长期服用避孕药物。

笔记

2. 患者很年轻，家属要求了解静脉窦血栓的预后如何，会不会留后遗症？

答：颅内静脉窦血栓形成预后与血栓形成的部位有关。结合本患者的临床表现及影像学检查，预后相对较好，规范化治疗后可不遗留后遗症。

笔记

病例 11
伴皮质下梗死和白质脑病的常染色体显性遗传性脑动脉病

病历摘要

【基本信息】

患者女性，54 岁。

主诉：突发言语不利伴右侧肢体麻木乏力 1 周。

现病史：患者 1 周前晨起时发现言语不利，伴右侧肢体乏力麻木，尚能行走，自觉力弱，右手笨拙，握筷乏力不稳，无明显语言理解障碍，无头晕头痛，无恶心呕吐，症状持续存在。当地医院颅脑 CT 提示脑白质变性，给予服用阿司匹林肠溶片、阿托伐他汀钙片等治疗。患者症状未明显改善，遂来我院进一步诊疗。

既往史：否认高血压、糖尿病病史。有偏头痛病史 30 余年，有视觉先兆。近 5 年来自觉记忆力减退，工作能力有所下降。

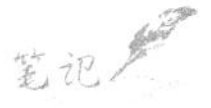

个人史：否认吸烟、饮酒史。高中学历，会计。无疫区接触史，否认传染病接触史。否认药物成瘾史。

月经婚育史：初潮年龄 14 周岁，5 ～ 7 天 /28 天，50 周岁绝经，月经量中等，绝经后无阴道流血流液。24 岁结婚，生育 1 子，体健，配偶健在，家庭和睦。

家族史：父亲有高血压病史，母亲有慢性支气管炎病史，姐姐自 40 岁后有反复短暂性脑缺血发作病史，目前 60 岁，记忆力明显减退。

【查体】

T 36.9 ℃，P 72 次 / 分，R 18 次 / 分，BP 142/78 mmHg。神志清楚，精神可，言语略慢，口齿欠清晰，瞳孔等大等圆，直径 2.5 mm，对光反射灵敏，眼球活动灵活到位，未及复视，额纹对称，右侧鼻唇沟轻微变浅，示齿口角向左歪斜，伸舌居中，心率 72 次 / 分，心律齐，未闻及心前区杂音，双侧呼吸音清，未闻及啰音，腹软，无压痛及反跳痛，左侧肌力 5 级，右侧上下肢肌力 5 – 级，共济运动左侧协调、右侧基本协调，右侧痛温觉略减退，左侧感觉无特殊，四肢腱反射对称正常，闭目站立正常，直线行走平稳，右侧 Babinski 征阳性，左侧病理征未引出。

【辅助检查】

血常规：白细胞计数 5.8×10^{9}/L，中性粒细胞百分比 74.1%，红细胞计数 3.38×10^{12}/L，血红蛋白 106.0 g/L，血小板计数 109.0×10^{9}/L。急诊生化、血肌钙蛋白、凝血功能未见异常。

心电图：窦性心律。头颅 CT：脑白质变性。头颅 MRI：左侧基底节区可见急性小腔梗灶；双侧脑室旁白质内可见基本对称

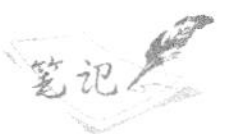

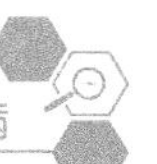

分布的长 T_1、长 T_2 信号，双侧基底节区、丘脑多发长 T_2 信号软化灶，双侧颞极白质多发长 T_2 信号病灶。颅脑 MRA：脑动脉硬化（图 11-1）。

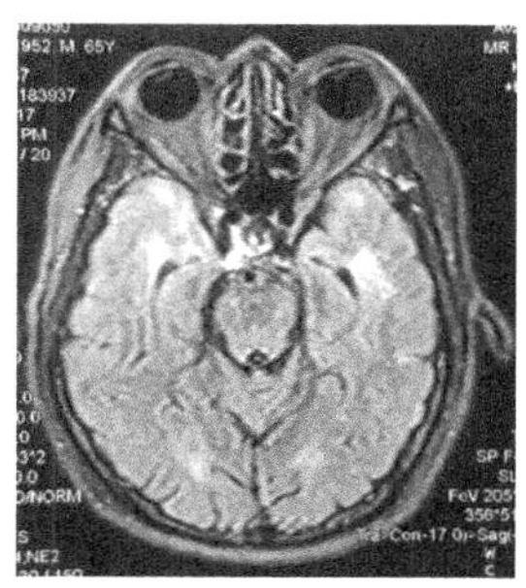
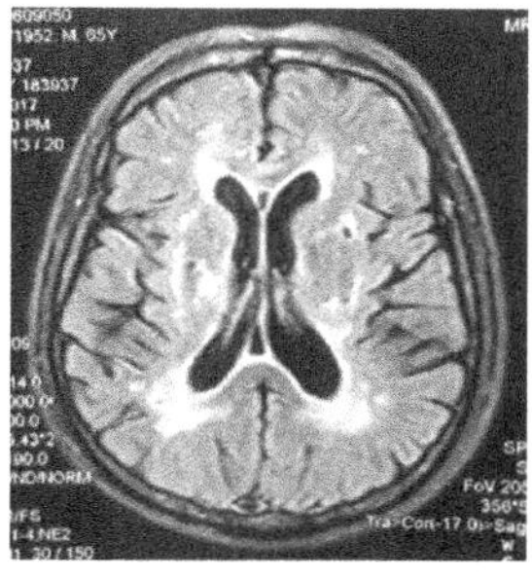
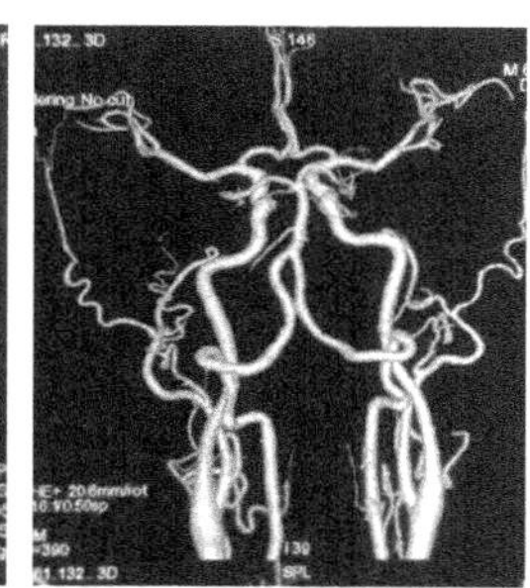

图 11-1　颅脑 MRA

诊断与病例分析

一、病史特点归纳

1. 中年女性，急性起病。

2. 言语不利伴右侧麻木乏力。

3. 伴有先兆的偏头痛病史多年。

4. 自觉记忆力减退、工作能力下降。

5. 姐姐有早发反复卒中史，记忆力减退明显。

二、初步诊断

伴皮质下梗死和白质脑病的常染色体显性遗传性脑动脉病（cerebral autosomal dominant arteriopathy with subcortical infarcts and leukoencephalopathy，CADASIL）。

三、诊断依据

1. 中年女性，急性起病。

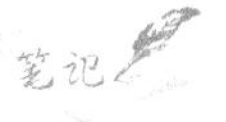

2. 言语不利伴右侧肢体麻木乏力。

3. 伴有先兆的偏头痛病史多年，记忆力减退，工作能力下降，有家族史。

4. 查体：言语略慢，口齿欠清晰，右侧鼻唇沟轻微变浅，示齿口角向左歪斜，右侧上下肢肌力 5 – 级，右侧痛温觉略减退，右侧 Babinski 征阳性。

5. 辅助检查：头颅 MRI 提示左侧基底节区可见急性小腔梗灶；双侧脑室旁白质内可见基本对称分布的长 T_1、长 T_2 信号，双侧基底节区、丘脑多发长 T_2 信号软化灶，双侧颞极白质多发长 T_2 信号病灶。颅脑 MRA：脑动脉硬化。

四、鉴别诊断

1. 伴皮质下梗死和白质脑病的常染色体隐性遗传性脑动脉病：发病率相对较低，临床表现为青年期早发的痴呆、卒中、腰痛、脱发等，父母可能为近亲血缘关系，基因检测到 *HTRA1* 突变可明确诊断。

2. 自身免疫性脑炎：可表现为认知障碍，部分可存在癫痫样发作，可有精神症状，但往往呈亚急性起病，进展较快，脑脊液可有细胞数增高，部分可检测到自身抗体。

3. 脑病：如桥本脑病、Wernicke 脑病、肝性脑病等。桥本脑病可发现抗甲状腺过氧化物酶抗体阳性；Wernicke 脑病有长期酗酒或禁食或反复呕吐史，颅脑 MRI 可见第三脑室周围丘脑、中脑导水管附近异常信号，维生素 B_1 治疗有效；肝性脑病可有慢性肝病或肝硬化史，临床表现为认知障碍及扑翼样震颤，血氨水平升高，颅脑 MRI 可见双侧苍白球 T_1 高信号等。

笔记

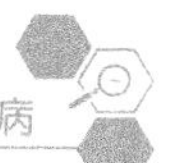

4. 卵圆孔未闭合并血管性痴呆：卵圆孔未闭为中青年卒中的可能病因之一，可出现偏头痛及反复脑梗死，反复多次卒中后可出现血管性痴呆，发泡试验或经食道超声有助于明确诊断。

5. 多发性硬化：可有反复发作的神经功能缺损症状，颅脑 MRI 可有多发的、新旧不一的白质受累，病灶可垂直侧脑室，形成 Dawson 手指征，可有近皮层病灶提示 U 型纤维受累，脑脊液寡克隆带阳性；而 CADASIL 可有早发的颞极白质病变，常不累及视神经或脊髓，脑脊液无寡克隆带。

五、治疗原则及具体措施

治疗原则：目前无有效的病因治疗，以对症治疗、改善生活治疗为主。

1. 控制脑血管病危险因素，如控制血压、戒烟限酒、避免肥胖、适当活动等。

2. 目前尚无证据表明抗血小板或抗凝治疗有益。

3. 他汀类药物可尝试应用。

4. 针对偏头痛，可应用非甾体类抗炎药，不建议使用曲普坦类或麦角类药物，如发作频繁，可应用丙戊酸钠等药物预防发作。

5. 针对认知障碍，可使用胆碱酯酶抑制剂如盐酸多奈哌齐等。

专业问题解答

1.CADASIL 有哪些临床表现？哪些线索提示本患者可能为 CADASIL？

答：CADASIL 可有偏头痛（常伴先兆，在 20 岁后出现）、

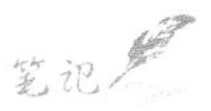

脑卒中（早发、反复，多为腔隙性梗死，皮层下病变为主）、痴呆（60 岁前出现）及其他表现（如精神障碍、抑郁、癫痫、亚临床的周围神经病变）。

早发卒中、先兆偏头痛病史、早发的认知障碍、家族史、颅脑 CT 提示多发轻度白质变性均提示本患者可能为 CADASIL。

2. 为了明确 CADASIL 的诊断，可以做哪些辅助检查？各有什么特征表现？如何诊断 CADASIL？

答：颅脑 MRI，可见双侧大脑半球白质内多发大小不等，斑片状长 T_1、长 T_2 信号病灶，早期出现颞极白质 T_2 高信号（此处磁共振结果建议体现在病史内）；皮肤活检或周围血管活检，可发现颗粒状嗜锇物质；基因检测可发现 *Notch3* 基因突变。

结合家族史、早发不明原因的上述临床表现及上述辅助检查可诊断 CADASIL。

人文伦理相关问题：

1. 既然这个病是遗传病，为什么上一辈没有这个病？

答：该疾病被认为与 19 号染色体上的 *Notch3* 基因突变有关，但遗传具有一定的概率，并不一定会代代相传，并且也可能存在上一代人没有明确诊断的情况。

2. 既然是基因出了问题，是不是无药可医了？患者子女是不是不能结婚生育了？

答：目前还是可以通过对症治疗缓解病情的，并不是完全无药可用，通过合理的对症治疗可以有效降低血管事件造成的伤害。生育可以通过基因筛查来避免可能的遗传问题。

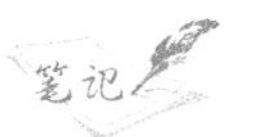

病例 12
肌萎缩侧索硬化

病历摘要

【基本信息】

患者男性，56 岁。

主诉：进行性双上肢乏力伴肌萎缩 9 个月。

现病史：患者 9 个月前开始出现双上肢乏力，表现为各手指活动笨拙、无力，右手较为明显，并发现手部肌肉萎缩，双手无法完全伸直，自觉症状逐渐向手臂、肩部发展，偶可有肌肉“跳动”，无肢体抖动，与活动或休息无关，无视物重影，无感觉异常，无大小便功能障碍。症状持续存在，并缓慢加重，逐渐出现双上臂负重困难。近 3 个月来发现体重下降，肩背部肌肉萎缩。为求进一步诊治，遂来我院就诊。

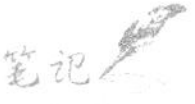

既往史：20 年前因急性阑尾炎行手术治疗，愈可。否认高血压、糖尿病病史。

个人史：每天饮白酒 2 两，否认吸烟史。小学文化，个体商户。无疫区接触史，否认传染病接触史。否认药物成瘾史。否认外伤史。否认有毒物质或化学物品接触史。

婚育史：24 岁结婚，育有 1 子，体健，配偶健在，家庭和睦。

家族史：父亲有高血压病史，母亲有慢性支气管炎病史，1 弟体健。

【查体】

T 36.8℃，P 82 次 / 分，R 18 次 / 分，BP 128/76 mmHg。神志清楚，精神可，口齿清晰，对答切题，瞳孔等大等圆，直径 2.5 mm，对光反射灵敏，眼球活动灵活到位，未及复视，额纹对称，双侧鼻唇沟对称，示齿口角无歪斜，伸舌居中，心率 82 次 / 分，心律齐，未闻及心前区杂音，双侧呼吸音清，未闻及啰音，腹软，无压痛及反跳痛，双上肢近端肌力 4+ 级，远端握力 4 – 级，伸指肌力 3+ 级，双手手部肌肉不同程度萎缩，以右手为主，双手大鱼际肌、骨间肌有较明显萎缩，双手呈爪形，难以伸直，双臂至肩胛部肌肉不同程度萎缩，双上肢肌张力无特殊，双下肢肌张力增高，跟膝胫试验阴性，四肢腱反射活跃，四肢深浅感觉无明显异常，闭目站立正常，直线行走平稳，右手 Hoffmann 征阳性，双侧 Babinski 征阳性。

【辅助检查】

血常规、大生化、血肌钙蛋白、凝血功能未见异常。心电图：窦性心律。颈椎 MRI 提示多发椎间盘轻度膨出，脊髓未见受压。

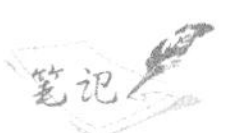

肌电图：可见颈、胸、腰区神经节段支配区肌肉失神经支配表现和慢性神经再生支配表现，小力收缩时可见运动单位时限增宽、波幅增大、多向波增多，大力收缩时募集相减少。

诊断与病例分析

一、病史特点归纳

1. 中年男性，慢性病程。

2. 累及上肢为主的肌无力及肌萎缩。

3. 伴肌肉跳动，无感觉障碍，无大小便功能障碍。

4. 病情缓慢加重。

5. 否认既往慢性病或外伤史。

二、初步诊断

肌萎缩侧索硬化。

三、诊断依据

1. 中年男性，慢性病程。

2. 进行性双上肢乏力伴肌萎缩 9 个月。

3. 查体：双上肢肌无力以远端为主，症状不对称，双手大鱼际肌、骨间肌萎缩，双手呈爪形，难以伸直，双臂至肩胛部肌肉不同程度萎缩，双下肢肌张力增高，四肢腱反射活跃，右手 Hoffmann 征阳性，双侧 Babinski 征阳性。

4. 辅助检查：颈椎 MRI 未见脊髓受压表现，肌电图提示有 3 个部位的下运动神经元病变表现。

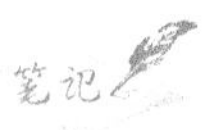

四、鉴别诊断

1. 颈椎病：颈椎病可有手部肌肉萎缩表现，脊髓受压时可有腱反射活跃、Hoffmann 征阳性、Babinski 征阳性等表现，可慢性进展。但颈椎病可伴有感觉障碍，MRI 常提示椎间盘突出或椎管狭窄，可见脊髓受压表现。

2. 脊髓空洞症：可表现为手部肌肉萎缩、肌束颤动，可伴有锥体束征，但往往进展缓慢，可伴有分离性感觉障碍，MRI 可显示空洞表现。

3. 颈段脊髓肿瘤：可有上肢萎缩及腱反射活跃、病理征阳性等表现；但一般无肌颤表现，常伴随感觉障碍，可有大小便功能异常。MRI 可有椎管内占位表现。

4. 周围神经病变（上肢周围神经损伤）：可有肌萎缩、肌无力表现，常常伴随感觉障碍，腱反射减弱，不伴锥体束征。

五、治疗原则及具体措施

治疗原则：目前尚无根治或阻止病情进展的手段，治疗原则为尽量延缓疾病进展，延长不依赖呼吸机支持的生存时间，改善生活质量，包括病因治疗、对症治疗和各种非药物治疗。

1. 病因治疗：包括抗兴奋性氨基酸毒性、抗氧化和自由基清除、抗细胞凋亡、基因治疗、神经干细胞移植及给予神经营养因子、新型钙通道阻滞剂等。

2. 药物选择可考虑利鲁唑、依达拉奉等，可能延缓部分患者的疾病进展。

3. 对症治疗：包括疾病后期的并发症治疗，如吞咽困难者可予以鼻饲治疗或胃造瘘，呼吸衰竭者可予以呼吸支持（气管切开并机械通气）。

笔记

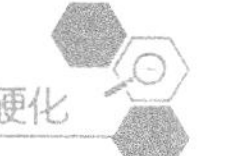

专业问题解答

1. 运动神经元病的分型有哪些？该患者诊断为哪一型，为什么？

答：运动神经元病可分为肌萎缩侧索硬化、进行性肌萎缩、进行性延髓麻痹、原发性侧索硬化 4 型。

该患者诊断考虑为肌萎缩侧索硬化。依据：中年起病，上肢最先受累，肌无力、肌萎缩，肌萎缩以远端起始，有锥体束征，表现同时累及上下运动神经元。

2. 为了明确肌萎缩侧索硬化的诊断，可以做哪些辅助检查？如何诊断肌萎缩侧索硬化？

答：肌电图、脊髓 CT/MRI 检查、脑脊液检查、血液化验如血常规、肌酶、免疫功能检查等。诊断需结合临床表现、体征、肌电图，同时脊髓 MRI 排除脊髓病变、脑脊液化验接近正常。患者常中年后隐匿起病，慢性进行性加重，临床表现为上下运动神经元损害所致的肌无力、肌萎缩、肌束震颤、锥体束征等，无感觉障碍，肌电图提示神经源性损害，脑脊液正常，影像学无明显异常等。

诊断肌萎缩侧索硬化必须符合以下 3 点：①临床、电生理或病理检查显示下运动神经元病变的证据；②临床检查显示上运动神经元病变的证据；③病史或检查显示上述症状或体征在一个部位内扩展或者从一个部位扩展到其他部位。同时必须排除以下 2 点：①电生理或病理检查提示患者有可能存在导致上下运动神经元病变的其他疾病；②神经影像学提示患者有可能存在导致上

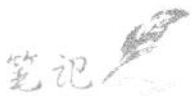

述临床或电生理变化的其他疾病。

人文伦理相关问题：

1. 听说 PET 是最好的检查，我要不要去做一个？

答：目前针对该疾病的主要诊断基于临床表现及肌电图，其他的检查主要用于鉴别诊断，目前专家推荐意见中并不建议 PET 检查。PET 反映分子水平上的组织细胞代谢、功能及受体分布等，常用于筛查肿瘤、神经功能疾病等。虽然极少数的肌萎缩侧索硬化症患者可能与肿瘤相关，但如果临床上常规检查没有发现肿瘤依据，一般不推荐该项检查。

2. 有没有特效药或者手术来治愈这种疾病？是不是没救了？

答：针对该疾病有专门的药物如利鲁唑、依达拉奉等来改善预后，其他也包括积极的对症支持治疗等，随着医学技术的进步，相信会有更多的治疗方式出现，所以，需要患者、医疗、家庭的积极配合及合作，来共同延缓疾病的进展。

3. 反正没治了，以后就不用来看病了吧？

答：一些药物可以在一定程度上延缓进展，同时也需监测其不良反应，另外，如果出现新的问题，也可以与医生保持积极的沟通，来改善生活质量。所以，可以按需定期来访主治医生，共同决定医疗策略。

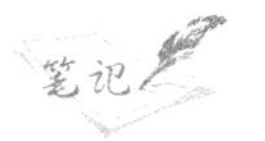

病例 13 阿尔茨海默病

病历摘要

【基本信息】

患者男性，75 岁。

主诉：记忆力减退 5 年，加重 1 年。

现病史：患者 5 年前无明显诱因出现记忆力减退，对刚说过的话、做过的事记忆不清，无印象，对很久之前的事情记忆清楚，当时日常生活正常，出门散步买菜均无影响，无性格改变或情绪异常。近年来记忆力下降呈进行性加重，近 1 年越来越明显，对生活有较大影响，尚认识家人，外出时偶有不能识别回家的路，不能说出家庭住址，伴性格改变，内向、自主活动减少，尚能解决个人卫生，能自行洗脸、吃饭、洗澡，无幻觉，无攻击行为，

笔记

无大小便失禁，无肢体抽搐，无骂人等异常行为，发病以来一直未就诊，门诊拟“认知功能减退查因”收入院。

既往史：否认高血压、糖尿病、脑梗死病史。

个人史：吸烟 20 年，每天 1 包；否认饮酒史。初中学历，农民。

婚育史：27 岁结婚，育有 1 子 2 女，均体健，配偶健在，家庭和睦。

家族史：父亲年老去世，死因不详，母亲患有高血压，1 兄患有高血压。

【查体】

T 36.4 ℃，P 76 次 / 分，R 18 次 / 分，BP 135/81 mmHg。神志清楚，精神可，口齿清晰，部分对答，远记忆力尚可，近记忆力、计算力、理解判断力下降，人物、地点和时间定向力异常，瞳孔等大等圆，直径 2.5 mm，对光反射灵敏，眼球活动灵活到位，未及复视，额纹对称，伸舌居中，心率 76 次 / 分，未闻及心前区杂音，双侧呼吸音清，未闻及啰音，腹软，无压痛及反跳痛，四肢肌力 5 级，肌张力正常，共济运动协调，四肢腱反射对称正常，四肢深浅感觉无明显异常，病理征未引出。

【辅助检查】

血常规：白细胞计数 5.8×10^9/L，中性粒细胞百分比 74.1%，红细胞计数 3.3×10^{12}/L，血红蛋白 106.0 g/L，血小板计数 83.0×10^9/L。血生化、血肌钙蛋白、凝血功能、甲状腺功能未见异常，血梅毒抗体阴性。腰椎穿刺：脑脊液压力 110 mmH_2O，脑脊液常规、生化正常；脑脊液中 Tau 蛋白 336 ng/L；Aβ 1-42

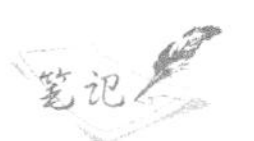

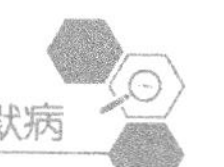

241 ng/L。心电图：窦性心律。MMSE 评分 15 分；MoCA 评分 10 分。颅脑 MRI+MRA：双侧脑室旁、半卵圆中心多发缺血灶，老年性脑萎缩。海马 MRI：MTA 分级 3 级。

诊断与病例分析

一、病史特点归纳

1. 老年男性，慢性起病。

2. 以记忆力减退为主，伴性格改变。

3. 病情有进行性进展表现。

4. 既往体健。

5. 有长期吸烟史。

二、初步诊断

阿尔茨海默病。

三、诊断依据

1. 老年男性，慢性起病。

2. 记忆力减退 5 年，加重 1 年。病情呈进行性加重。

3. 既往体健。

4. 查体：近记忆力、计算力、理解判断力下降，人物、地点和时间定向力异常。

5. 辅助检查：MMSE 评分 15 分；MoCA 评分 10 分；脑脊液中 Tau 蛋白 336 ng/L；A β 1-42 241 ng/L；颅脑 MRI+MRA：双侧脑室旁、半卵圆中心多发缺血灶，老年性脑萎缩；海马 MRI：MTA 分级 3 级。

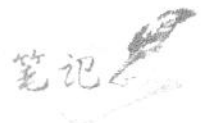

四、鉴别诊断

1. 血管性痴呆：多有卒中史，认知障碍发生在脑血管病事件后 3 个月内，痴呆可突然发生或呈阶梯样缓慢进展，神经系统检查可见局灶性体征；特殊部位如角回、丘脑前部或旁内侧部梗死可引起痴呆，CT 或 MRI 检查可显示多发梗死灶，排除其他可能病因。

2. 帕金森病痴呆：诊断符合帕金森病，后发生痴呆，表现为近记忆力稍好，执行功能差，但不具有特异性，神经影像学无鉴别价值。

3. 正常颅压脑积水：多发生于脑部疾病如蛛网膜下腔出血、缺血性脑卒中、头颅外伤和脑感染后，或为特发性。有痴呆、步态障碍和排尿障碍等典型三联症。痴呆类型以皮质下型为主，表现为轻度认知功能减退，自发性活动减少，后期情感反应迟钝、记忆障碍、虚构和定向力障碍等，可出现焦虑、攻击行为和妄想。CT 可见脑室扩大，腰椎穿刺脑脊液压力正常。

4. 其他：还需与酒精性痴呆、颅内肿瘤、慢性药物中毒、恶性贫血、甲状腺功能减低或亢进、亨廷顿病、肌萎缩侧索硬化症、神经梅毒、克雅病等引起的痴呆综合征鉴别。

五、治疗原则及具体措施

治疗原则：以改善痴呆症状、延缓神经元病变进程为主，遵循 4 个原则：全面治疗、早期干预、规范治疗、药物与非药物治疗相结合。

1. 改善认知药物治疗：①胆碱酯酶抑制剂：多奈哌齐、卡巴拉汀；②兴奋性氨基酸受体拮抗剂：美金刚；③甘露特钠胶囊。

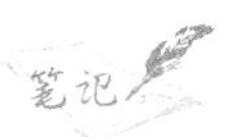

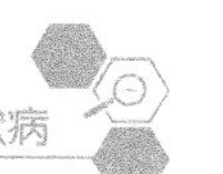

所有药物均应低剂量起始，逐渐增加至推荐的有效剂量或维持剂量；改善认知的药物应足量、足疗程甚至联合用药；抗精神病药物一般小剂量短期使用。

2. 神经细胞保护剂：主要包括抗氧化剂及神经生长因子等药物。

3. 非药物治疗：包括生活方式干预，认知、运动训练。

4. 一般治疗：加强对患者的日常监护，避免走失或其他意外的发生。

专业问题解答

1. AD 可能的发病机制有哪些？

答：Aβ 毒性学说、Tau 蛋白异常修饰学说、基因突变学说、氧化应激学说、炎症学说、胆碱能损伤学说、兴奋性氨基酸毒性学说、神经血管学说。

2. AD 的辅助检查包括体液、影像学、电生理检查和基因检测，相关的指标有哪些？

答：①体液方面：目前无特异性血液学指标，绝大部分为排他性指标，仅 Aβ 对 AD 诊断有提示意义，但和病程相关，目前不能用于诊断。尿液：无相关指标。脑脊液：Aβ42、Aβ40、T-tau 和 P-tau。②神经影像学方面：海马 MRI 示 MAT 评分。PET 示葡萄糖代谢显像（^{18}F-FDG）；淀粉样蛋白显像（标记 Aβ 蛋白）；Tau 蛋白显像。③电生理检查：脑电图、诱发电位：无特异性改变。④基因检测：部分 AD 患者有家族史，目前明确早老素 1、2

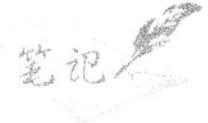

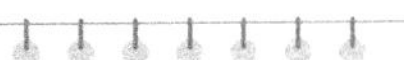
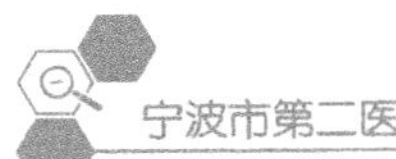

基因，淀粉样前体蛋白基因为家族性阿尔兹海默病致病基因；而载脂蛋白 Eε4 等位基因作为易感基因与散发性阿尔兹海默病相关联。

人文伦理相关问题：

如何和家属沟通病情，让家属加强对阿尔茨海默病患者尤其是晚期患者的人文照护和树立长期照护的信心？

答：①通过与患者及其家属进行沟通，明确患者喜好及病情等，为患者提供良好病房环境，例如，根据患者喜好对室内光线、温度及湿度等进行调节，并通过调低电视声音等降低噪音对患者的影响，通过播放轻缓音乐等为患者营造安全舒适的沟通环境，在患者病房张贴注意标识，注重对患者行为的引导，让患者明确寻求医护人员帮助的方式等。②在患者陈述病情或个人感受时不随意打断患者并注重对患者的引导，患者如重复叙事，要有耐心，在与患者沟通时要保持较慢且温和的语速，避免一次性让患者回答多个问题；交谈过程给予患者眼神沟通与鼓励，还可通过拉手等行为拉进与患者的距离。③对患者进行饮食指导时，可根据患者情况提供图片或者实物，通过影像加强患者记忆与理解能力。④对于患者因记忆力下降导致容易忘记事情等行为，要对患者多次叮嘱，不要过于苛责患者；如果患者忘记服药或不能记住需要服用的药物等，需要反复告诉患者药物名称及使用方式，必要时可以提供用药卡片。⑤当发现患者情绪下降或不愿意做某些事情时，要积极与患者沟通并对患者进行有效安慰。

笔记

病例 14
路易体痴呆

病历摘要

【基本信息】

患者男性，79 岁。

主诉：运动迟缓、反应迟钝，视幻觉、行为异常 3 年。

现病史：患者于 3 年前出现动作缓慢、起床迈步转身费力，呈弯腰驼背姿势，时有肢体不自主抖动，以安静时为甚，并伴有发作性反应迟钝，记忆力下降明显，常呆坐于家中，无法进行日常家务活动，常有明显视幻觉，经常称天花板上爬满各种动物，鞋子里有活虾在游动，床前站立有很多人，持续 1 ～ 2 天能恢复。曾在外院诊断为“帕金森综合征，焦虑伴抑郁状态可能”，给予多巴丝肼、金刚烷胺、草酸艾司西酞普兰、阿普唑仑等药物治疗后，

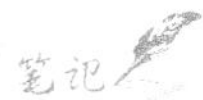

患者症状持续加重，出现行为异常，表现为不能言语，拒绝进食，活动明显减少，表情更为呆滞，门诊拟“认知功能减退查因”收入院。

既往史：患者有长期便秘史，此次发病伴有无法自行排尿症状。

个人史：吸烟20年，每天1包。偶饮酒。初中学历，农民。

家族史：父亲、母亲年老去世，死因不详，1兄有高血压。

【查体】

T 36.2 ℃，P 78次/分，R 12次/分，卧位BP 124/69 mmHg，立位BP 120/61 mmHg。神志清楚，表情淡漠，反应迟钝，空间定向尚可，近、远记忆力及计算力（100–7–7=？）均减退，易激惹，面部表情少，颅神经（–），双肺呼吸音清，未闻及明显干湿啰音，心率78次/分，律齐，未闻及杂音，腹平软，无压痛及反跳痛，脊柱四肢无畸形。四肢肌力5级，四肢肌张力呈齿轮样增高，四肢腱反射对称减弱，可见肢体时有不自主抖动，双上肢轮替动作笨拙，双侧Babinski征未引出，后拉试验阳性。

【辅助检查】

白细胞、生化、血肌钙蛋白、凝血功能，甲状腺功能、维生素B_{12}未见异常，梅毒抗体阴性；腰椎穿刺：脑脊液压力140 mmH_2O，脑脊液常规、生化正常。心电图：窦性心律。脑电图：中度异常（慢波活动增多）。头颅MRI平扫+增强：①双侧额顶叶数个腔隙状缺血灶；②动脉硬化脑白质改变。18氟–氟代脱氧葡萄糖正电子发射断层扫描（^{18}F-FDG PET）脑

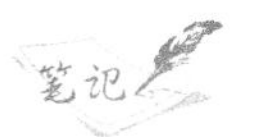

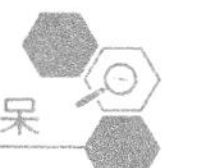

代谢显像：双侧枕叶代谢降低。量表检测：MMSE 评分 12 分；MoCA 评分 6 分；NPI 评分 20 分；UPDRS- Ⅲ评分 36 分。

诊断与病例分析

一、病史特点归纳

1. 老年男性，慢性起病。

2. 运动迟缓、反应迟钝，视幻觉、行为异常 3 年。

3. 症状存在波动性。

4. 神经查体：认知功能减退，肌张力增高明显。

二、初步诊断

路易体痴呆。

三、诊断依据

1. 老年男性，慢性起病，病程具有波动性。

2. 运动迟缓、反应迟钝，视幻觉、行为异常 3 年。

3. 查体：表情淡漠，反应迟钝，空间定向尚可，近、远记忆力及计算力（100–7–7=？）均减退，易激惹，面部表情少，四肢肌张力呈齿轮样增高，可见肢体时有不自主抖动，双上肢轮替动作笨拙。

4. 辅助检查：MMSE 评分 12 分；MoCA 评分 6 分。^{18}F-FDG PET 脑代谢显像：双侧枕叶代谢降低。头颅 MRI 平扫＋增强提示：①双侧额顶叶数个腔隙状缺血灶；②动脉硬化脑白质改变。

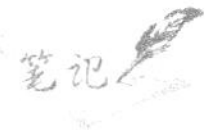

四、鉴别诊断

1. 轻度认知功能障碍：仅有记忆力障碍，无其他认知功能障碍，日常生活不受影响。

2. 血管性痴呆：多有卒中史，认知障碍发生在脑血管病事件后 3 个月内，痴呆可突然发生或呈阶梯样缓慢进展，神经系统检查可见局灶性体征；特殊部位如角回、丘脑前部或旁内侧部梗死可引起痴呆，CT 或 MRI 检查可显示多发梗死灶，排除其他可能病因。

3. 帕金森病痴呆：诊断符合帕金森病，后发生痴呆，表现为近记忆力稍好，执行功能差，但不具有特异性，神经影像学无鉴别价值。

4. 正常颅压脑积水：多发生于脑部疾病如蛛网膜下腔出血、缺血性脑卒中、头颅外伤和脑感染后，或为特发性。有痴呆、步态障碍和排尿障碍等典型三联症。痴呆类型以皮质下型为主，表现为轻度认知功能减退，自发性活动减少，后期情感反应迟钝、记忆障碍、虚构和定向力障碍等，可出现焦虑、攻击行为和妄想。CT 可见脑室扩大，腰椎穿刺脑脊液压力正常。

5. 其他：尚需与酒精性痴呆、颅内肿瘤、慢性药物中毒、肝衰竭、恶性贫血、甲状腺功能减低或亢进、亨廷顿病、肌萎缩侧索硬化症、神经梅毒、克雅病等引起的痴呆综合征鉴别。

五、治疗原则及具体措施

治疗原则：目前尚无有效的治疗可以终止路易体痴呆的进展，现有的治疗在于延缓进展、控制症状、提高患者的生活质量，主要包括药物治疗及非药物治疗。

笔记

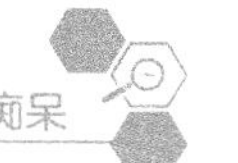

1. 认知药物治疗：多奈哌齐和卡巴拉汀（Ⅰa类证据，A级推荐）；美金刚（Ⅱa类证据，B级证据）；加兰他敏（Ⅲb类证据，B级推荐）。

2. 精神症状的药物治疗：轻度患者无须治疗。症状严重者可选用多奈哌齐、卡巴拉汀（Ⅰa类证据，A级推荐）、美金刚（Ⅰb类证据，A级推荐）、喹硫平（Ⅲb类证据，B级推荐）、奥氮平（C级推荐）、利培酮（C级推荐）、氯氮平（D级推荐）、5-羟色胺再摄取抑制剂（D级推荐）。

3. 运动症状的药物治疗：左旋多巴（Ⅱb类证据，B级推荐）、唑尼沙胺（C级推荐）、金刚烷胺（D级推荐）。

4.RBD的药物治疗：氯硝西泮（Ⅲa类证据，B级推荐）、褪黑素（Ⅳ类证据，C级推荐）。

5. 自主神经症状药物：药物推荐如盐皮质激素、米多君及右旋多巴可用于治疗直立性低血压；莫沙比利及多潘立酮等可用于治疗胃肠蠕动障碍（Ⅴ类证据，D级推荐）。

加强对患者的日常监护，以避免因患者日常自理能力下降而出现的各种并发症，如卫生状态差导致的肺炎、尿路感染等感染性疾病。

专业问题解答

1. 路易体痴呆的3大症状是什么？

答：波动性认知功能障碍、反复出现生动的视幻觉、帕金森综合征。

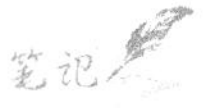

2. 帕金森病痴呆和路易体痴呆的鉴别要点有哪些？（表 14-1）

表 14-1　帕金森病痴呆和路易体痴呆的鉴别

主要鉴别点	路易体痴呆	帕金森病痴呆
症状特点	痴呆在锥体外系症状前或者 1 年内出现	痴呆在锥体外系症状 1 年后出现
认知障碍	注意力、执行功能和视觉空间能力下降，记忆障碍在前期通常不明显，后期会明显下降	早期出现执行功能下降，后期注意力、执行功能、视空间能力均下降，还有检索型记忆障碍
认知波动	警觉性和注意力出现明显波动	注意力障碍可有波动性
视幻觉	更常见，常表现为生动的动物或人物形象	视幻觉可出现，且部分与服用抗帕金森病药物有关
帕金森综合征	早期的锥体外系症状通常很轻微或不存在，一般在晚期才会出现，通常不对称性不明显，静止性震颤罕见或不存在	具有 PD 诊断所需的早期和突出的锥体外系运动特征，通常单侧起病，静止性震颤多见
RBD	可在 DLB 症状前很多年或症状后出现	可在 PD 前很多年或诊断后出现
相关性非运动症状特征	A. 日间过度嗜睡或晕厥发作常见； B. 对抗精神药物更敏感； C. 自主神经症状较明显：直立性低血压，尿失禁，便秘，跌倒； D. 精神情感：抑郁、冷漠、焦虑常见，早期可出现谵妄症状。	A. 日间过度嗜睡常见，晕厥发作较少见； B. 抗精神药物耐受性差异较大； C. 自主神经症状相似，嗅觉减退更为常见； D. 精神情感：抑郁、冷漠、焦虑常见。
PET	多巴胺转运体摄取减少是基本对称的；PIB 滞留率增加及纹状体的 Tau 沉积在 DLB 中更常见	首发症状对侧的多巴胺转运体摄取减少更突出
^{123}I-MIBG	可出现 ^{123}I-MIBG 心肌显像减少	可出现 ^{123}I-MIBG 心肌显像减少
病理	路易小体弥漫分布于大脑皮层，并深入边缘系统（海马和杏仁体等）、黑质或脑干其他核团	黑质神经元缺失较为常见

注：RBD：快速眼球运动睡眠期行为障碍；PIB：匹兹堡化合物 B；^{123}I-MIBG：123-间位碘代苄胍心肌显像。

人文伦理相关问题：

如何加强对路易体痴呆患者的照护？

答：①通过与患者及其家属进行沟通，明确患者喜好及病情等，为患者提供良好病房环境，例如，根据患者喜好对室内光线、

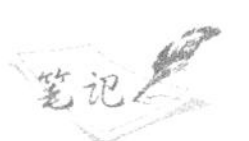

温度及湿度等进行调节，并通过调低电视声音等降低噪音对患者的影响，通过播放轻缓音乐等为患者营造安全舒适的沟通环境，在患者病房张贴注意标识，注重对患者行为的引导，让患者明确寻求医护人员帮助的方式等。②在患者陈述病情或个人感受时不随意打断患者并注重对患者的引导，患者如重复叙事，要有耐心，在与患者沟通时要保持较慢且温和的语速，避免一次性让患者回答多个问题；交谈过程给予患者眼神沟通与鼓励，还可通过拉手等行为拉进与患者的距离。③对患者进行饮食指导时，可根据患者情况提供图片或者实物，通过影像加强患者记忆与理解能力。④对于患者因记忆力下降导致容易忘记事情等行为，要对患者多次叮嘱，不要过于苛责患者；如果患者忘记服药或不能记住需要服用的药物等，需要反复告诉患者药物名称及使用方式，必要时可以提供用药卡片。⑤当发现患者情绪下降或不愿意做某些事情时，要积极与患者沟通并对患者进行有效安慰。

笔记

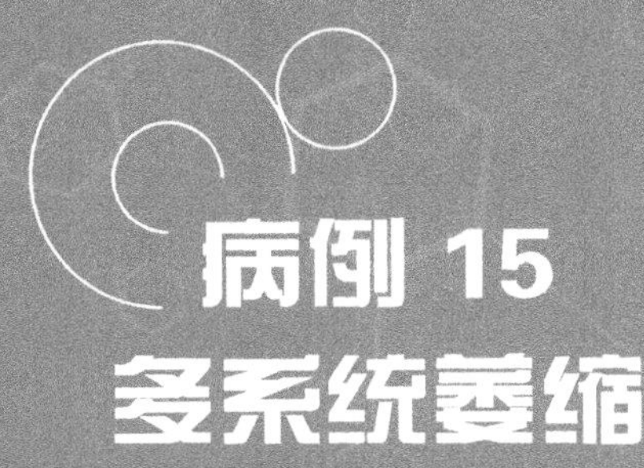

病例 15 多系统萎缩

病历摘要

【基本信息】

患者女性，62 岁。

主诉：尿失禁 3 年，步态不稳 2 年，言语不清 1 年。

现病史：患者 3 年前无明显诱因逐渐出现尿急、尿失禁，常尿湿裤子，当时无步态不稳，无言语不清，无肢体活动障碍等其他症状，未重视，未就诊。2 年前患者出现步态不稳，易跌倒，逐渐加重，随后出现双手笨拙，持物不稳，用筷子吃饭时动作不协调，写字困难，偶有饮水呛咳，无肢体无力、麻木，无口齿含糊，于当地医院就诊，查颅脑 CT 提示脑室扩大，脑沟、脑裂略增宽，小脑半球脑沟增宽，桥前池、桥小脑脚池扩大，可疑脑桥、

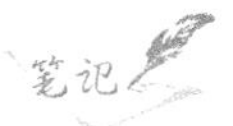

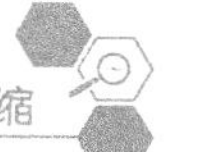

小脑萎缩。未予以治疗。1 年前患者在此基础上出现言语不清，但对答交流尚可，无肢体无力，无头痛头晕，无胸闷心悸。为求进一步诊疗，遂来我院就诊。

既往史：有体位性低血压病史。否认高血压、糖尿病、心脏病病史。

个人史：高中学历，无疫区接触史，否认传染病接触史，否认药物成瘾史。

月经婚育史：48 岁绝经。23 岁结婚，生育 1 子 1 女，均体健，配偶健在，家庭和睦。

家族史：父亲、母亲均已故，死因不详，无遗传病家族史。

【查体】

T 36.8 ℃，P 78 次 / 分，R 18 次 / 分，卧位 BP 128/82 mmHg，立位 BP 90/62 mmHg。神志清楚，精神可，口齿含糊，瞳孔等大等圆，直径 2.5 mm，对光反射灵敏，眼球活动灵活到位，无眼震，额纹对称，伸舌居中，四肢肌力 5 级，肌张力正常，四肢腱反射活跃，双侧病理征阳性，深浅感觉无异常。指鼻、轮替、跟膝胫试验不稳，行走步基宽，直线行走不能，Romberg 征阳性。

【辅助检查】

头颅 CT：双侧大脑半球对称，中线结构居中；脑实质及密度无明显异常改变；脑室扩大，脑沟、脑裂略增宽，小脑半球脑沟增宽，桥前池、桥小脑脚池扩大，可疑脑桥、小脑萎缩。

笔记

诊断与病例分析

一、病史特点归纳

1. 中老年女性，慢性起病。

2. 尿失禁 3 年，步态不稳 2 年，言语不清 1 年。

3. 既往有体位性低血压病史，无遗传病家族史。

二、初步诊断

①多系统萎缩 C 型；②体位性低血压。

三、诊断依据

1. 中老年女性，慢性起病，病情进展较缓慢。

2. 尿失禁 3 年，步态不稳 2 年，言语不清 1 年。

3. 既往有体位性低血压病史，无遗传病家族史。

4. 查体：立卧位血压阳性，尿失禁提示自主神经功能受累；构音不清，指鼻、轮替、跟膝胫试验不稳，行走步基宽，直线行走不能，Romberg 征阳性提示小脑功能受累；四肢腱反射活跃，双侧病理征阳性提示双侧脊髓束受损。

5. 辅助检查：颅脑 CT 提示脑桥、小脑萎缩。

四、鉴别诊断

1. 遗传性共济失调：是以慢性进行性共济失调为特征的遗传变性病，有明显家族遗传史，且发病年龄较早（平均28～39岁）。分子遗传学基因检测有助于诊断。

2. 其他引起获得性小脑共济失调的疾病：慢性酒精中毒、原发性或转移性小脑肿瘤、小脑扁桃体下疝等。

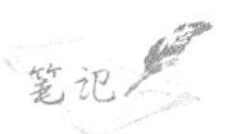

3. 继发性自主神经功能不全：继发于糖尿病、淀粉样变性病、

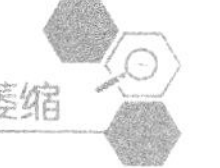

药物中毒等；纯自主神经功能不全：只表现为自主神经功能不全，缺乏其他系统受损症状体征。

五、治疗原则及具体措施

治疗原则：多系统萎缩目前无特异性治疗方法。

1. 多系统萎缩 P 型可予以多巴丝肼改善症状。多系统萎缩 C 型可予以丁螺环酮改善症状。

2. 体位性低血压可予以穿弹力袜改善症状，必要时可予以米多君升压治疗。

3. 家庭护理及功能训练对于延长患者的生存期及提高患者的生活质量至关重要。

专业问题解答

1. 多系统萎缩的临床分型有哪些？

答：多系统萎缩 P 型（帕金森综合征型）和多系统萎缩 C 型（小脑性共济失调型）。

2. 头颅 MRI 在多系统萎缩诊断中有哪些特征性表现？

答：脑桥“十字征”；脑干变细，小脑体积变小，沟裂增宽加深，脑室扩大。

人文伦理相关问题：

1. 患者病情每年不断加重，家属不理解为什么，是否有好的治疗手段控制病情进展？

答：多系统萎缩是一种变性疾病，预后欠佳，病情确实会逐渐加重，目前还没有特别有效的办法控制，但我们可以通过加强

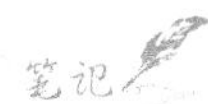

日常的防护和对症治疗来减轻患者受其他并发症的影响及一些不适的感受，所以还是希望家属能和患者、医生配合，积极进行对症治疗，适当改善患者的生存质量。

2. 家属很担心这个疾病会遗传给下一代，如何向其解释?

答：多系统萎缩是一种变性疾病，虽然有一些基因位点可能和其发病风险相关，但整体上这是一种散发的疾病，很少有家族史，故不需要担心遗传问题。

笔记

病例 16 单纯疱疹性脑炎

病历摘要

【基本信息】

患者男性，32 岁。

主诉：头痛伴发热 4 天，精神行为异常 1 天。

现病史：患者 4 天前在家中受凉后出现头痛，双侧颞部及枕部明显，呈持续性胀痛，程度较重，难忍，有过 1 次恶心呕吐，呕吐物为胃内容物。伴步态不稳，无肢体明显活动障碍，伴发热，最高体温达 40.5 ℃，伴流涕、疲乏，无咳嗽咳痰，无胸痛胸闷，无气促，无尿痛尿急。到当地医院治疗，给予“头孢西丁针 2.0 g bid 静脉滴注”抗感染治疗 2 天，上述症状未见明显改善，仍有头痛发热，无恶心、呕吐，体温波动于 39 ～ 39.5 ℃，昨日

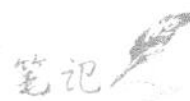

出现精神行为异常，表现为自言自语、说胡话，出现无目的性擦桌子、乱摸、不自主噘嘴等异常行为，今为求进一步诊治至我院就诊，头颅 CT 未见明显异常，为进一步诊疗收入院。

既往史：体健。

个人史：吸烟 2 年，每天 1 包；偶有饮酒。大学本科学历，公务员。无疫区接触史，否认传染病接触史。否认药物成瘾史。

家族史：父亲健在，母亲患有高血压，1 兄患有高血压。

【查体】

T 39.0 ℃，P 88 次 / 分，R 18 次 / 分，BP 130/98 mmHg。心、肺、腹无异常。神志清楚，精神可，颈部轻度抵抗，口齿清晰，记忆力、计算力下降，瞳孔等大等圆，直径 2.5 mm，对光反射灵敏，眼球活动灵活到位，未及复视，额纹对称，左侧鼻唇沟对称，伸舌居中，心率 88 次 / 分，心律齐，未闻及心前区杂音，双侧呼吸音清，未闻及啰音，腹软，无压痛及反跳痛，四肢肌力 5 级，共济运动协调，四肢腱反射对称正常，四肢深浅感觉无明显异常，闭目站立正常，病理征未引出，Kernig 征阴性。

【辅助检查】

血常规：白细胞计数 5.8×10^9/L，中性粒细胞百分比 74.1%，红细胞计数 4.38×10^{12}/L。生化、血肌钙蛋白、凝血功能、甲状腺功能、血清免疫学、肿瘤指标等均正常，艾滋、梅毒检测阴性。血结核试验：T-SPOT 阴性。血清病毒抗体检测：单纯疱疹病毒Ⅰ型抗体 IgG 阳性。脑脊液检查：外观清亮，潘氏试验（++），压力 200 mmH_2O，白细胞计数 50×10^6/L，以单核细胞为主。蛋白质 0.8 g/L，糖 3.1 mmol/L（同期血糖 6.3 mmol/L），氯化物

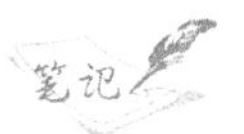

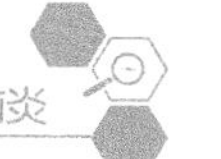

123 mmol/L，抗酸染色阴性，脑脊液墨汁染色阴性。

心电图：窦性心律。头颅 + 胸部 CT：未见异常。脑电图：轻度异常，未见明显痫样放电。头颅 MRI 增强：左侧额叶底部、左侧颞叶、左侧丘脑、双侧岛叶、双侧海马肿胀，T_2WI、FLAIR 高信号，DWI 稍高信号，增强扫描强化不明显（图 16-1）。

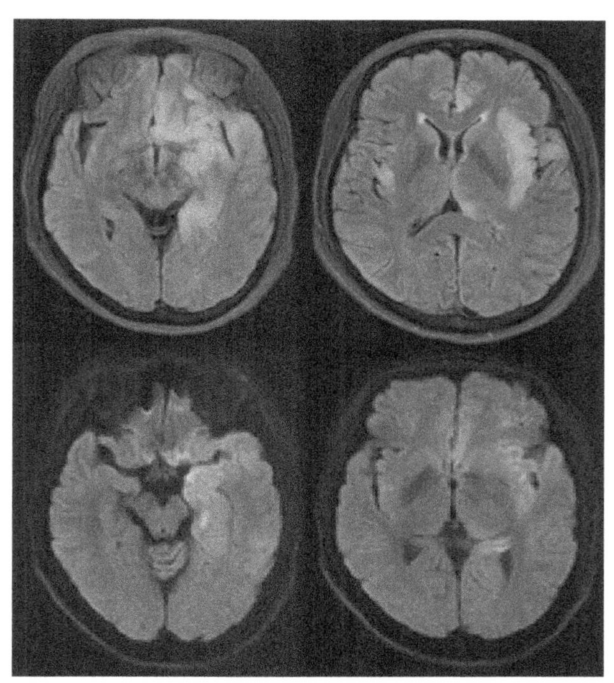

图 16-1 头颅 MRI 增强

诊断与病例分析

一、病史特点归纳

1. 青年男性，急性起病。

2. 头痛伴发热 4 天，精神行为异常 1 天。

3. 抗生素治疗无效。

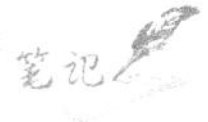

4. 有前驱感染史。

5. 既往否认精神疾病史。

二、初步诊断

单纯疱疹性脑炎。

三、诊断依据

1. 青年男性，急性起病。

2. 头痛伴发热 4 天，有精神行为异常 1 天。

3. 既往有前驱感染史。

4. 查体：记忆力、计算力下降，颈部轻度抵抗。

5. 辅助检查：血清病毒抗体检测：单纯疱疹病毒Ⅰ型抗体 IgG 阳性。脑脊液检查：潘氏试验（++），压力 200 mmH_2O，白细胞计数 $50\times10^6/L$，以单核细胞为主；蛋白质 0.8 g/L。头颅 MRI 提示左侧额叶底部、左侧颞叶、左侧丘脑、双侧岛叶、双侧海马肿胀，T_2WI、FLAIR 高信号，DWI 稍高信号，增强扫描强化不明显。脑电图：轻度异常。

四、鉴别诊断

1. 结核性脑炎：可有结核中毒症状，如低热、盗汗、乏力、食欲减退，有脑膜刺激症状和颅内压增高症状，脑脊液检查提示糖和氯化物减低有助于诊断。

2. 新型隐球菌性脑膜炎：多呈亚急性或慢性起病，表现为头痛、恶心及呕吐，伴低热、周身不适、精神不振等非特异性症状。随病情发展，严重者出现不同程度意识障碍伴脑神经受损，部分出现偏瘫、抽搐、失语等局灶性脑组织损害症状。脑脊液涂片查找隐球菌有助于鉴别。

笔记

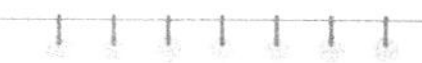

3. 自身免疫性脑炎：呈急性或亚急性起病，可有发热、头痛、精神症状、癫痫发作或脑实质损害症状，脑脊液检查通常有细胞数轻度增高，需神经元表面抗体检查确诊。

五、治疗原则及具体措施

治疗原则：一般治疗包括生命体征监护，营养支持，对症治疗；抗病毒治疗；降颅压治疗。

1. 卧床休息，监测生命体征，发热、头痛可予以退热镇痛药对症治疗，支持治疗。

2. 阿昔洛韦注射液或更昔洛韦注射液抗病毒治疗。

3. 有颅内压增高表现者使用甘露醇脱水。

4. 补液、平衡电解质。

5. 必要时可予以激素减轻脑水肿，促进病情恢复。

专业问题解答

1. 单纯疱疹病毒分几型？单纯疱疹性脑炎好发于什么年龄？临床分类有哪些？

答：①单纯疱疹病毒分为口腔毒株（1 型）和生殖器毒株（2 型）两种类型。大约有 75% 的病毒性脑炎由 1 型引起。进入中枢神经系统的机制目前仍不明确。②有两个好发高峰，分别为 10 岁以下和 20 ～ 30 岁。③根据临床症状可以将单纯疱疹性脑炎分为癫痫型、精神异常型、自动型。

2. 单纯疱疹性脑炎特征性影像学表现有哪些？

答：病变先累及颞叶，单侧或双侧，双侧呈不对称性，部分

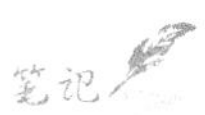

病例可向额叶或枕叶发展，但单独发生于额叶或枕叶者非常少见。病灶范围与豆状核边界清楚，凸面向外，呈“刀切征”，是本病最具特征性的表现。

人文伦理相关问题：

为进一步明确病情，需要行腰椎穿刺检查进一步明确患者病情。患者对穿刺有顾虑，担心以后腰部功能受损害，如何进行知情同意谈话？

答：首先要向患者说明穿刺的必要性，即为了明确诊断；其次要向患者介绍腰椎穿刺大致操作过程，请患者予以配合；然后告知患者腰椎穿刺只是抽取少量脑脊液进行化验，一般不会对大脑及腰部造成损害。术后要去枕俯卧 4 ～ 6 小时，如有头晕、头痛、呕吐等不适应及时通知医生或护士。

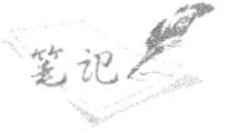

病例 17
化脓性脑膜炎

病历摘要

【基本信息】

患者男性，46 岁。

主诉：发热 3 天，头痛 2 天。

现病史：患者 3 天前无明显诱因出现发热，体温最高达 38.6 ℃。2 天前出现全头胀痛，低头颈后有牵拉感，自行服用布洛芬、阿莫西林等药物治疗，症状无改善。1 天前出现恶心、呕吐多次，非喷射性，呕吐物为胃内容物，与进食无关，无头晕，无肢体活动障碍，无肢体麻木，无肢体抽搐，无意识丧失，遂至我院急诊就诊。发病以来纳差，精神萎靡，大小便正常，体重减少约 2 kg。

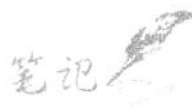

既往史：1个月前有化脓性中耳炎病史，现反复右耳流脓。

个人史：否认吸烟、饮酒史。高中学历，工人。无疫区接触史，否认传染病接触史。否认药物成瘾史。

家族史：父亲、母亲体健，独子，否认家族遗传病史。

【查体】

T 39.0 ℃，P 106次/分，R 22次/分，BP 135/88 mmHg。心、肺、腹无异常。神志清楚，精神可，口齿清晰，对答流利，瞳孔等大等圆，直径2.5 mm，对光反射灵敏，眼球活动灵活到位，未及复视，额纹对称，伸舌居中，心律齐，未闻及心前区杂音，双侧呼吸音清，未闻及啰音，腹软，无压痛及反跳痛，四肢肌力5级，共济运动协调，四肢腱反射对称正常，四肢深浅感觉无明显异常，病理征未引出，颈项强直，Kernig征和Brudzinski征（+）。

【辅助检查】

血常规：白细胞计数14.7×10^9/L，中性粒细胞百分比89.1%，红细胞计数3.38×10^{12}/L，血红蛋白116 g/L，血小板计数283.0×10^9/L。生化、血肌钙蛋白、凝血功能未见异常。脑脊液检查：外观稍浑浊，潘氏试验（++），压力350 mmH_2O，白细胞计数3500×10^6/L，以中性粒细胞为主。蛋白质2.5 g/L，糖2.2 mmol/L（同期血糖6.3 mmol/L），氯化物97 mmol/L，脑脊液行特殊细菌染色及革兰染色涂片见到大量革兰阴性杆菌，墨汁染色阴性。心电图：窦性心律。脑电图：轻—中度异常。头颅增强MRI：脑膜明显强化。

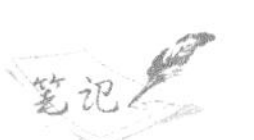

诊断与病例分析

一、病史特点归纳

1. 中年男性，急性起病。

2. 发热 3 天，头痛 2 天。

3. 有呕吐症状。

4. 既往有化脓性中耳炎病史，现反复右耳流脓。

5. 病情有进展表现。

二、初步诊断

①化脓性脑膜炎；②化脓性中耳炎。

三、诊断依据

1. 中年男性，急性起病。

2. 临床表现为发热、头痛、恶心、呕吐。

3. 既往有化脓性中耳炎病史，现反复右耳流脓。

4. 查体：颈项强直，Kernig 征和 Brudzinski 征（+）。

5. 辅助检查。血常规：白细胞计数 $14.7\times10^9/L$，中性粒细胞百分比 89.1%。脑脊液检查：脑脊液外观浑浊，压力明显升高，白细胞计数 $3500\times10^6/L$，以多核细胞为主，蛋白质明显升高，糖及氯化物明显降低，涂片发现致病菌。脑电图：轻—中度异常。头颅增强 MRI：脑膜明显强化。

四、鉴别诊断

1. 隐球菌性脑膜炎：有免疫力低下等基础病史，通常隐匿起病，病程迁延，脑神经尤其是视神经受累常见，脑脊液白细胞计数通常低于 $500\times10^6/L$，以淋巴细胞为主，墨汁染色可见新型隐

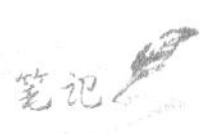

球菌，乳胶凝集试验可检测出隐球菌荚膜抗原。

2. 结核性脑膜炎：呈亚急性起病，有结核病接触史或体内已有结核（如肺结核），脑脊液外观呈毛玻璃样，脑脊液白细胞计数数十至数百，以淋巴细胞为主，涂片或培养可见抗酸杆菌。

3. 病毒性脑膜炎：起病稍缓，全身中毒症状较轻，脑脊液压力正常或轻度增高，白细胞计数正常至数百，以淋巴细胞为主，蛋白质正常或稍高，糖及氯化物一般正常，影像学上脑膜增厚及强化均轻微，结合病毒抗体测定可确定诊断。

4. 癌性脑膜炎：有颅外或颅内恶性肿瘤病史，无发热，脑脊液细胞学能检出异型细胞。

五、治疗原则及具体措施

一般治疗包括生命体征监护、营养支持、对症治疗；抗感染治疗；降颅压治疗。

1. 一般治疗：监测生命体征。

2. 病原治疗：首选第 3 代头孢菌素的头孢曲松或头孢噻肟，用至发热消退，脑脊液恢复正常的 1 周以后，疗程通常为 3 周。

3. 肾上腺皮质激素：患者病情较重，出现意识障碍、癫痫发作及存在局灶性定位体征，给予地塞米松 10 mg 静脉滴注，连用 3 ～ 5 天。

4. 脑水肿的处理：20% 甘露醇 250 mL ivgtt q8h 至 bid（根据病情增减）或呋塞米 20 mg iv bid。

5. 对症治疗：治疗中耳炎。

6. 降温、加强营养支持和护理等。

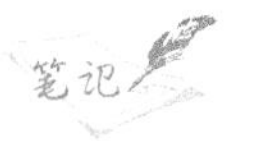

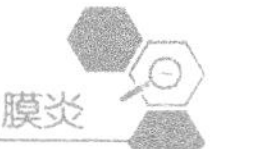

专业问题解答

1. 成人化脓性脑膜炎常见的病原菌有哪些？

答：常见致病菌为肺炎链球菌、脑膜炎双球菌、流感嗜血杆菌、金黄色葡萄球菌等。

2. 化脓性脑膜炎发病机制是什么？

答：①血行感染：细菌穿过血脑屏障到达脑膜、呼吸道、皮肤、胃肠道黏膜、脐部。②邻近组织器官感染：中耳炎、乳突炎、鼻窦炎。③直接感染：与颅腔存在直接通道，如颅骨骨折、皮肤窦道等，细菌直接进入蛛网膜下腔。

3. 抗菌药物使用原则是什么？

答：应尽早静脉使用抗生素，在临床怀疑该诊断时立即开始经验性治疗；选用易透过血脑屏障的抗生素；早期大剂量、足疗程联合用药，随后再根据药敏结果改药。

人文伦理相关问题：

化脓性脑膜炎是否会复发？如何预防？家庭成员是否有感染可能？

答：化脓性脑膜炎最常见的致病菌是肺炎球菌，肺炎球菌脑膜炎有 1% ～ 5% 的复发率，患者可以通过接种疫苗降低复发率。患者的家庭成员和密接者，推荐预防性使用抗生素根除携带的细菌。

笔记

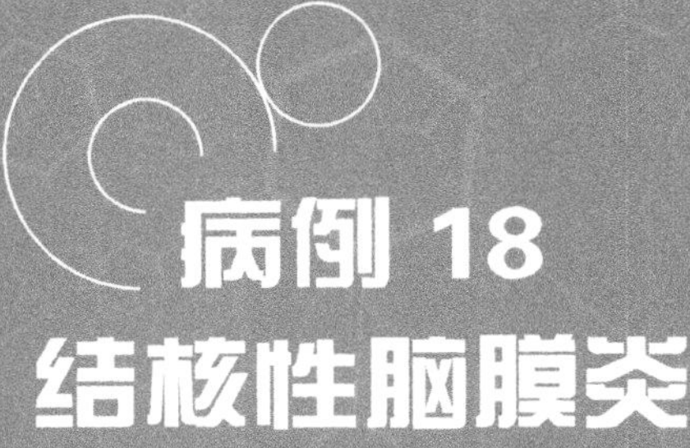

病例 18 结核性脑膜炎

病历摘要

【基本信息】

患者男性，36 岁。

主诉：头痛 20 天，发热 5 天。

现病史：患者 20 天前无明显诱因出现全头胀痛，程度轻微可忍，于当地医院就诊，行头颅 CT 示双侧侧脑室稍扩大，给予布洛芬、加巴喷丁等药物进行止痛治疗，症状无改善，并逐渐加重。5 天前出现发热，体温最高达 38.9 ℃，午后及夜间加重，伴出汗、全身倦怠乏力感。1 天前出现恶心、呕吐数次，非喷射性，呕吐物为胃内容物，与进食无关，无头晕，无肢体活动障碍，无肢体麻木，无肢体抽搐，无意识丧失，遂至我院急诊就诊。发病

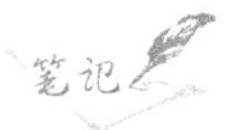

以来纳差，精神萎靡，大小便正常，体重减少约 2.5 kg。

既往史：体健。

个人史：高中学历，外来务工。无疫区接触史，否认传染病接触史。否认药物成瘾史。

家族史：父亲、母亲体健，独子，否认家族遗传病史。

【查体】

T 38.4 ℃，P 106 次 / 分，R 22 次 / 分，BP 135/88 mmHg。心、肺、腹无异常。神志清楚，精神可，口齿清晰，对答流利，瞳孔等大等圆，直径 2.5 mm，对光反射灵敏，眼球活动灵活到位，未及复视，额纹对称，伸舌居中，心律齐，未闻及心前区杂音，双侧呼吸音清，未闻及啰音，腹软，无压痛及反跳痛，四肢肌力 5 级，共济运动协调，四肢腱反射对称正常，四肢深浅感觉无明显异常，病理征未引出，颈项强直 3 横指，Kernig 征和 Brudzinski 征（+）。

【辅助检查】

血常规：白细胞计数 8.7×10^9/L，中性粒细胞百分比 69.1%，红细胞计数 3.38×10^{12}/L，血红蛋白 116 g/L，血小板计数 283×10^9/L。血沉、生化、血肌钙蛋白、凝血功能未见异常，艾滋、梅毒检测阴性。PPD 试验：阳性。结核感染 T 细胞检测：阳性。脑脊液检查：外观清亮，潘氏试验（++），压力 240 mmH_2O，白细胞计数 150×10^6/L，以淋巴细胞为主。蛋白质 2.2 g/L，糖 2.1 mmol/L（同期血糖 6.3 mmol/L），氯化物 97 mmol/L，抗酸染色阴性，墨汁染色阴性。脑电图：轻—中度异常。胸部 CT：双肺弥漫性结节影，不排除结核播散，双侧胸膜增厚。头颅增强 MRI：基底池脑膜明显强化，伴脑积水。

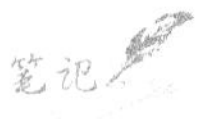

诊断与病例分析

一、病史特点归纳

1. 中青年男性，亚急性起病。

2. 头痛 20 天，发热 5 天。

3. 发热呈午后及夜间加重。

4. 有呕吐等颅内压增高症状。

5. 病情有进展表现。

二、初步诊断

①结核性脑膜炎；②肺结核；③脑积水。

三、诊断依据

1. 中青年男性，亚急性起病。

2. 临床表现为头痛、发热，伴盗汗等结核中毒症状及颅内压增高症状。

3. 查体：颈项强直 3 横指，Kernig 征和 Brudzinski 征（+）。

4. 辅助检查：PPD 试验阳性，结核感染 T 细胞检测阳性。胸部 CT：双肺弥漫性结节影，不排除结核播散，双侧胸膜增厚。脑脊液检查：脑脊液压力明显升高，白细胞计数升高，以淋巴细胞为主，蛋白质明显升高，糖及氯化物降低。脑电图：轻—中度异常。头颅增强 MRI：基底池脑膜明显强化，伴脑积水。

四、鉴别诊断

1. 隐球菌性脑膜炎：有免疫力低下等基础病史，通常隐匿起病，病程迁延，脑神经尤其是视神经受累常见，脑脊液白细胞计数通常低于 500×10^6/L，以淋巴细胞为主，墨汁染色可见新型隐

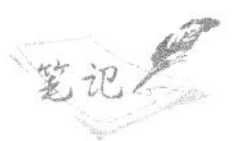

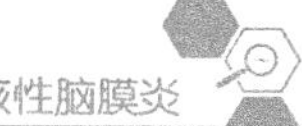

球菌，乳胶凝集试验可检测出隐球菌荚膜抗原。

2. 细菌性脑膜炎：呈急性起病，有外伤、手术或牙源性、耳源性感染诱因，脑脊液外观浑浊，脑脊液白细胞计数数千至万，以多核细胞为主，涂片或培养可见致病菌。

3. 病毒性脑膜炎：起病稍缓，全身中毒症状较轻，脑脊液压力正常或轻度增高，白细胞计数正常至数百，以淋巴细胞为主，蛋白质正常或稍高，糖及氯化物一般正常，影像学上脑膜增厚及强化均轻微，结合病毒抗体测定可确定诊断。

4. 癌性脑膜炎：有颅外或颅内恶性肿瘤病史，无发热，脑脊液细胞学能检出异型细胞。

五、治疗原则及具体措施

治疗原则：一般治疗包括生命体征监护，营养支持，对症治疗；抗结核治疗；降颅压治疗；脑积水处理。

1. 降温、加强营养支持和护理等一般支持治疗，监测生命体征。

2. 抗结核治疗：一旦诊断立即用药，四联抗结核药物治疗 9 ～ 12 个月，避免治疗中断。

3. 抗炎治疗：地塞米松或者泼尼松龙，避免减量过早、过快。

4. 颅内压增高的处理：20% 甘露醇或呋塞米。

5. 脑积水的处理：必要时给予脑脊液引流或脑室分流手术干预。

6. 血钠管理、高渗治疗。

7. 定期复查腰椎穿刺、头颅增强 MRI，及时评估病情转归情况。

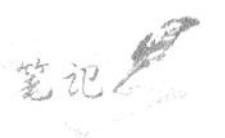

专业问题解答

1. 结核性脑膜炎严重程度分类标准是什么？

答：按照英国医学研究理事会结核性脑膜炎分级标准，分为3级：Ⅰ级GCS评分15分，无神经损害表现；Ⅱ级GCS评分11～14分或GCS为15分伴神经损害表现；Ⅲ级GCS≤10分。

2. 结核性脑膜炎的治疗原则是什么？强化期和巩固期的药物如何选择？

答：遵循肺结核的化学治疗模式：早期（诊断即用药）、合理、联合（4种）、系统；分为强化期（≥2个月）和巩固期（≥10个月）。

强化期的抗结核方案应包括不少于4个有效的抗结核药物，异烟肼、利福平、吡嗪酰胺被推荐为优选（Ⅰ级证据，A级推荐），乙胺丁醇、二线注射类药物为可选（Ⅱ级证据，B级推荐）；巩固期的治疗方案应包括不少于2个有效的抗结核药物，推荐使用异烟肼和利福平（Ⅰ级证据，A级推荐）。

人文伦理相关问题：

结核性脑膜炎真的会致命么？会留残疾么？

答：英国医学研究理事会结核性脑膜炎分级标准，将Ⅱ级和Ⅲ级定义为重症结核性脑膜炎。重症结核性脑膜炎病程2周死亡率高达40%，病程超过1个月死亡率高达80%，50%的幸存者患有不可逆的后遗症。

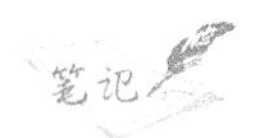

病例 19
新型隐球菌性脑膜炎

病历摘要

【基本信息】

患者男性，46 岁。

主诉：反复头痛 2 个月，加重伴发热 5 天。

现病史：患者 2 个月前无明显诱因出现全头间歇性胀痛，程度轻微可忍，于当地医院就诊，行头颅 CT 无特殊，给予布洛芬、加巴喷丁等药物进行止痛治疗，头痛症状部分改善。5 天前头痛症状较前加重，部位同前，并出现持续性发热，体温最高达 38.9 ℃，伴反复恶心、呕吐，非喷射性，呕吐物为胃内容物，与进食无关，无头晕，无肢体活动障碍，无肢体麻木，无视力障碍，无精神行为改变，无认知异常，无肢体抽搐，无意识丧失，遂至

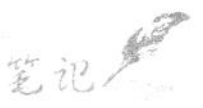

我院急诊就诊。发病以来食纳一般，精神萎靡，大小便正常，体重减少约 2.5 kg。

既往史：体健。

个人史：工人。无疫区接触史，否认药物成瘾史，否认冶游史，家中有散养鸽子。

家族史：父亲、母亲体健，独子，否认家族遗传病史。

【查体】

T 38.4 ℃，P 106 次 / 分，R 22 次 / 分，BP 135/88 mmHg。心、肺、腹无异常。神志清楚，精神可，口齿清晰，对答流利，瞳孔等大等圆，直径 2.5 mm，对光反射灵敏，眼球活动灵活到位，未及复视，额纹对称，伸舌居中，心律齐，未闻及心前区杂音，双侧呼吸音清，未闻及啰音，腹软，无压痛及反跳痛，四肢肌力 5 级，共济运动协调，四肢腱反射对称正常，四肢深浅感觉无明显异常，病理征未引出，颈强 3 横指，Kernig 征和 Brudzinski 征（+）。

【辅助检查】

血常规、血沉、生化、血肌钙蛋白、凝血功能未见异常，艾滋、梅毒检测阴性。结核感染 T 细胞检测：阴性。脑脊液检查：外观清亮，潘氏试验（++），压力 270 mmH_2O，白细胞计数 $120 \times 10^6/L$，以淋巴细胞为主。蛋白质 1.2 g/L，糖 3.1 mmol/L（同期血糖 6.3 mmol/L），氯化物 115 mmol/L，抗酸染色阴性，脑脊液墨汁染色可见新型隐球菌，脑脊液隐球菌荚膜抗原阳性。心电图：窦性心律。脑电图：轻—中度异常。头颅增强 MRI：脑组织轻度肿胀，脑膜略强化。

笔记

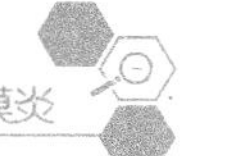

诊断与病例分析

一、病史特点归纳

1. 中年男性，慢性病程，隐匿起病。

2. 家中有散养鸽子，有鸽子粪接触条件。

3. 反复头痛 2 个月，加重伴发热 5 天。

4. 有呕吐等颅内压增高症状。

二、初步诊断

新型隐球菌性脑膜炎。

三、诊断依据

1. 中年男性，慢性起病。

2. 临床表现为头痛、发热等中毒症状及颅内压增高症状。

3. 查体：颈强 3 横指，Kernig 征和 Brudzinski 征（+）。

4. 辅助检查：脑脊液检查：脑脊液压力升高，白细胞计数升高，以淋巴细胞为主，蛋白质升高，糖及氯化物降低。脑脊液隐球菌荚膜抗原阳性。墨汁染色可见新型隐球菌。脑电图：轻—中度异常。头颅增强 MRI：脑组织轻度肿胀，脑膜略强化。

四、鉴别诊断

1. 结核性脑膜炎：呈亚急性起病，有结核病接触史或体内已有结核（如肺结核），脑脊液外观呈毛玻璃样，脑脊液白细胞计数数十至数百，以淋巴细胞为主，涂片或培养可见抗酸杆菌。

2. 细菌性脑膜炎：呈急性起病，有外伤、手术或牙源性、耳源性感染诱因，脑脊液外观混浊，脑脊液白细胞计数数千至万，以多核细胞为主，涂片或培养可见致病菌。

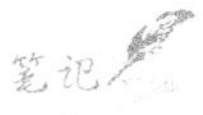

3. 病毒性脑膜炎：起病稍缓，全身中毒症状较轻，脑脊液压力正常或轻度增高，白细胞计数正常至数百，以淋巴细胞为主，蛋白质正常或稍高，糖及氯化物一般正常，影像学上脑膜增厚及强化均轻微，结合病毒抗体测定可确定诊断。

4. 癌性脑膜炎：有颅外或颅内恶性肿瘤病史，无发热，脑脊液细胞学能检出异型细胞。

五、治疗原则及具体措施

治疗原则：一般治疗包括生命体征监护，营养支持，对症治疗；抗真菌治疗；降颅压治疗。

1. 降温、加强营养支持和护理等一般支持治疗，监测生命体征。

2. 抗真菌治疗：两性霉素 B 及氟康唑抗感染治疗。

3. 积极降颅压治疗：常用 20% 甘露醇或呋塞米等药物、腰椎穿刺引流术、腰大池置管引流术、侧脑室外引流术等治疗。

4. 定期复查腰椎穿刺、头颅增强 MRI，及时评估病情转归情况。

专业问题解答

1. 隐球菌性脑膜炎易感因素有哪些？

答：环境因素如宠物特别是鸽粪接触史；易感人群如 HIV 感染、激素及免疫抑制剂应用、结缔组织病、结核、恶性肿瘤等患者。

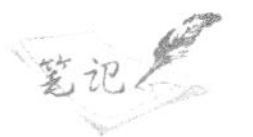

2. 后续的隐球菌性脑膜炎治疗方案如何制定？

答：典型的隐球菌性脑膜炎治疗包括 2 周的诱导治疗期、8 周的巩固治疗期及额外的、防止复发的维持治疗期。诱导期治疗药物选择常规为两性霉素 B + 氟胞嘧啶，巩固期及维持期药物选择为氟康唑。

人文伦理相关问题：

隐球菌性脑膜炎能否治愈？是否会复发？如何预防？

答：新型隐球菌是一种真菌，仅有少数抗真菌药物对其有治疗效果，如两性霉素 B、5- 氟胞嘧啶等。治疗时，药物需通过血脑屏障方可到达脑部，因此隐球菌性脑膜炎治疗疗程较长，且易反复，但大多数患者可通过积极的抗真菌治疗及对症支持治疗实现治愈。如果氟康唑治疗中耐药性增高、抗真菌治疗时没有良好的依从性，或者其他部位的真菌感染影响到脑膜，都容易造成该病复发。治好之后应当继续巩固治疗一段时间，这样可以有效降低复发概率。

笔记

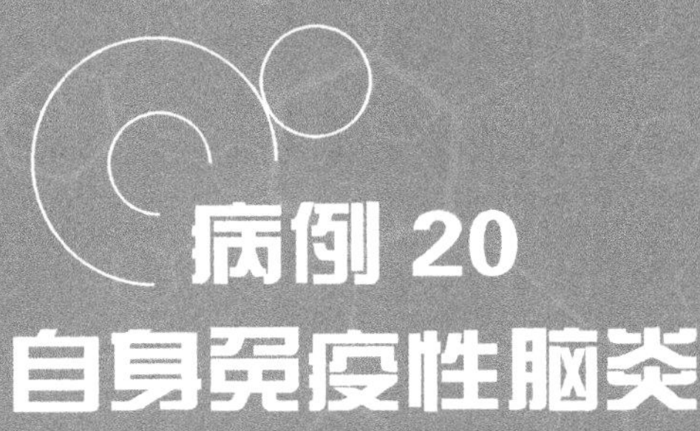

病例 20 自身免疫性脑炎

病历摘要

【基本信息】

患者男性，62 岁。

主诉：胡言乱语 8 天，加重伴意识不清 2 天。

现病史：患者 8 天前在家中无明显诱因出现胡言乱语，伴口面部不自主运动，无咽痛流涕，无胸痛心悸，无恶心呕吐，无尿急尿痛，无皮肤溃疡脓肿。就诊于温州某医院，诊断为精神障碍，给予药物治疗（具体不详）。2 天前患者胡言乱语加重，表现为大喊大叫、四肢抽搐、双眼紧闭、张口呼吸，随后出现神志不清，呼之不应。今患者血氧饱和度下降至 80%，急送往我院急诊，给予 20% 甘露醇针、阿昔洛韦针等治疗，患者神志未好转，拟“脑

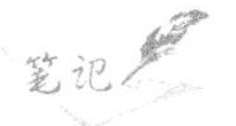

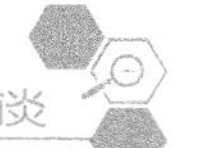

炎”收住我科。

既往史：2 周前发现心房颤动，24 小时动态心电图提示心房颤动（缓慢型）、Ⅱ度房室传导阻滞，未服药。

个人史：每天吸烟 20 支，烟龄 45 年；每天喝啤酒，喝酒 40 年。文盲，农民。无疫区接触史，否认传染病接触史。否认药物成瘾史。

婚育史：27 岁结婚，育有 1 子 1 女，均体健，配偶健在，家庭和睦。

家族史：父母去世，死因不详，1 兄患有高血压。

【查体】

T 38.1 ℃，P 74 次 / 分，R 18 次 / 分，BP 119/72 mmHg。中度昏迷，对答无法建立，双侧瞳孔等大等圆，对光反射灵敏，眼球活动不合作，额纹不合作，伸舌不能合作，鼻唇沟对称，示齿无法合作，颈抵抗、强直，颈静脉无充盈，两肺呼吸音粗糙，未闻及干湿啰音，心率 80 次 / 分，心律不齐，未闻及杂音，腹平软，剑突下压痛，无反跳痛，肝脾肋下未触及，移动性浊音阴性，双下肢不肿。四肢肌张力无增高或减低，四肢可见活动，深浅感觉不合作。双侧共济活动不合作，Romberg 征阴性。双侧腱反射正常，双侧 Hoffmann 征阴性，双侧 Babinski 征未引出，Kernig 征阳性。

【辅助检查】

血常规：白细胞计数 7.6×10^9/L，中性粒细胞百分比 83%，血红蛋白 117 g/L，血小板计数 80×10^9/L。腰椎穿刺：脑脊液压力 60 mmH_2O，脑脊液感染病原高通量基因检测未见异常。脑脊液

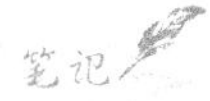

生化：微量总蛋白 0.343 g/L。脑脊液常规：细胞数 8/μL。脑脊液自身免疫性脑炎相关抗体 9 项：脑脊液抗谷氨酸受体（NMDA 型）抗体 IgG 阳性 1 ∶ 10。

脑电视频＜ 24 h（门诊）：中度异常脑电图（弥漫性慢波）（图 20-1）。

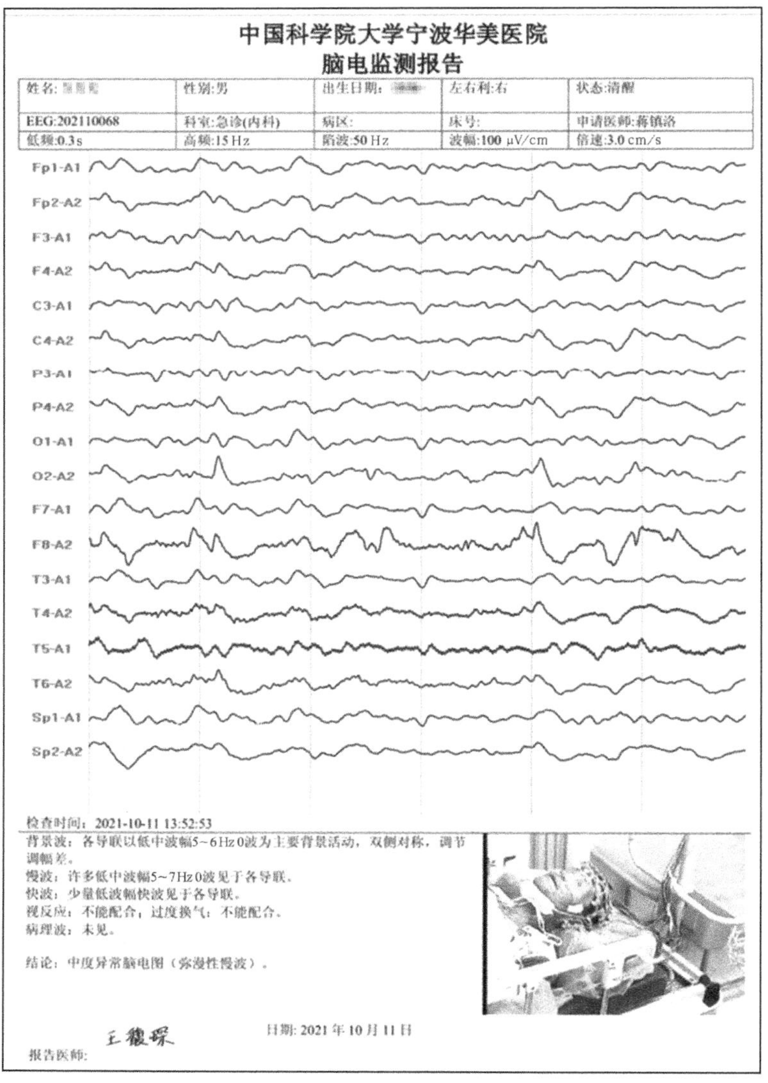

中国科学院大学宁波华美医院
脑电监测报告

姓名:	性别:男	出生日期:	左右利:右	状态:清醒
EEG:202110068	科室:急诊(内科)	病区:	床号:	申请医师:蒋镇洛
低频:0.3 s	高频:15 Hz	陷波:50 Hz	波幅:100 μV/cm	倍速:3.0 cm/s

检查时间：2021-10-11 13:52:53

背景波：各导联以低中波幅5～6 Hz 0波为主要背景活动，双侧对称，调节调幅差。
慢波：许多低中波幅5～7 Hz 0波见于各导联。
快波：少量低波幅快波见于各导联。
视反应：不能配合，过度换气：不能配合。
病理波：未见。

结论：中度异常脑电图（弥漫性慢波）。

报告医师：王馥琛　　日期: 2021 年 10 月 11 日

图 20-1　脑电视频

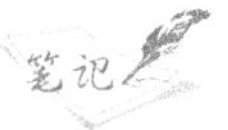

颅脑 MRI 平扫 + 增强（3.0T）：脑白质变性（Fazekas 1 级），目前颅内未见明显占位征象。胸部 CT：两侧胸腔积液；左肺下叶局部支气管略扩张伴两肺散在感染，目前部分被积液掩盖，两侧慢性支气管炎症伴肺气肿；两肺数个结节。

诊断与病例分析

一、病史特点归纳

1. 中老年男性，急性起病。

2. 胡言乱语 8 天，加重伴意识不清 2 天。

3. 存在口面部不自主运动特征性表现。

4. 病情有进展表现。

5. 有长期吸烟、饮酒史，既往有心房颤动病史。

二、初步诊断

①自身免疫性脑炎（抗 NMDAR 脑炎）；②心房颤动。

三、诊断依据

1. 自身免疫性脑炎。

（1）中老年男性，急性起病。

（2）胡言乱语 8 天，加重伴意识不清 2 天，伴口面部不自主运动。

（3）病情有进展表现。

（4）查体：体温 38.1℃，中度昏迷，脑膜刺激征阳性，余查体不合作。

（5）辅助检查。脑电图：中度异常脑电图（弥漫性慢波）。

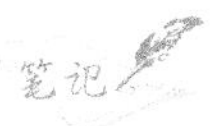

脑脊液自身免疫性脑炎相关抗体 9 项：脑脊液抗谷氨酸受体（NMDA 型）抗体 IgG 阳性 1 ∶ 10。

2. 心房颤动：既往有心房颤动病史，查体可见第一心音绝对不齐。

四、鉴别诊断

1. 病毒性脑膜炎：多有感冒、腹泻等前驱感染史，可有头痛、意识模糊、精神症状及癫痫发作等症状，有神经系统局灶定位体征及脑膜刺激征，可出现脑脊液细胞数增多，头颅 MRI 可有颞叶等部位的异常信号。

2. 结核性脑膜炎：以发热、头痛为主要表现，时伴结核中毒症状，如盗汗、午后低热等，查体可见脑膜刺激征，脑脊液检查压力增高，白细胞多在数百，早期以分叶核细胞为主，后期以单核细胞为主，蛋白增高，氯化物降低。

3. 化脓性脑膜炎：以发热、头痛为主要表现，查体可见脑膜刺激征，脑脊液检查压力增高，白细胞多在数千，以分叶核细胞为主，蛋白增高，血糖和氯化物降低。

4. 隐球菌性脑膜炎：以发热、头痛、呕吐为主要表现，查体可见脑膜刺激征，脑脊液检查压力可明显增高，墨汁染色检菌有助于鉴别。

五、治疗原则及具体措施

治疗原则：自身免疫性脑炎的治疗包括免疫治疗、对癫痫发作和精神症状的治疗、支持治疗、康复治疗，以及对合并肿瘤者进行的抗肿瘤治疗（如切除肿瘤）。

1. 一线免疫调节治疗：包括糖皮质激素、静脉注射免疫球蛋

笔记

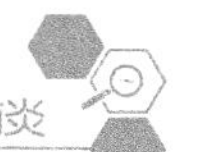

白和血浆置换。甲强龙针，静脉给药，最大剂量 1000 mg/d，连用 3 ～ 5 天，数周内逐渐减量。对于重症患者联用丙种免疫球蛋白，剂量为 400 mg/（kg·d），静脉滴注，连用 5 天，可每 2 ～ 4 周重复应用一次。血浆置换可与激素联合使用。

2. 二线免疫治疗：包括利妥昔单抗、静脉用环磷酰胺等。

3. 长程免疫治疗：包括吗替麦考酚酯、硫唑嘌呤等，可用于一线免疫治疗效果欠佳的患者和肿瘤阴性的抗 NMDAR 脑炎患者。

4. 积极筛查有无相关肿瘤。

5. 对症治疗。

专业问题解答

1. 自身免疫性脑炎常见的临床症状有哪些？自身免疫性脑炎常见抗体有哪些？

答：常见的临床症状有发热、认知功能障碍、精神行为异常、意识水平下降、癫痫、不自主运动、自主神经功能障碍等。常见抗体有 NMDAR 抗体、LGI1 抗体、GABABR 抗体、CASPR2 抗体、IgLON5 抗体、DPPX 抗体。

2. 如果患者出现癫痫，如何选择药物？终止癫痫持续状态的药物包括哪些？

答：自身免疫性脑炎癫痫发作一般对于抗癫痫药物反应较差，可选用广谱抗癫痫药物。终止癫痫持续状态的一线药物包括地西泮（静脉推注）或咪达唑仑（肌内注射），二线药物包括静脉用丙戊酸钠，三线药物包括丙泊酚与咪达唑仑。

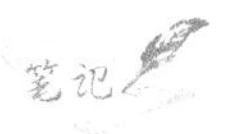

人文伦理相关问题：

1. 患者家属问患者会恢复吗，如何告知？

答：①通过积极治疗，部分患者能恢复；②恢复的患者也有可能有思维能力减退、精神障碍等后遗症。

2. 如果患者已苏醒，家属想了解以后会不会复发，如何向患方解释？

答：①自身免疫性脑炎有可能复发；②建议恢复期进行免疫调节治疗，以防复发；③要定期检查，警惕肿瘤发生，肿瘤有可能是自身免疫性脑炎复发的潜在风险。

3. 为什么会患这个病，以后能打疫苗吗？

答：①可能与潜在的肿瘤有关；②可能与免疫调节异常有关；③一般情况不建议打疫苗，特殊情况再议。

笔记

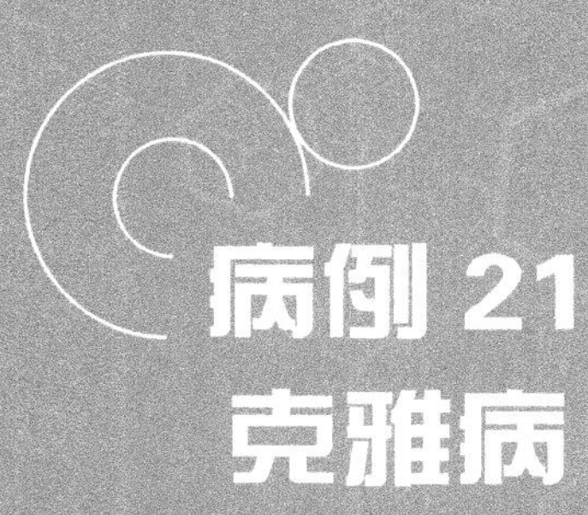

病例 21 克雅病

病历摘要

【基本信息】

患者女性，56 岁。

主诉：反应迟钝伴步态不稳 3 个月，加重 1 个月。

现病史：患者 3 个月前无明显诱因出现反应迟钝，伴步态不稳，并出现记忆力减退，无头晕头痛，无视物模糊，无饮水呛咳，无吞咽困难，无幻觉妄想，无胸闷气促等，未重视，未及时就诊，患者症状未缓解。1 个月前反应迟钝加重，日常家务不能打理，于慈林某医院就诊，查头部 MRI 平扫提示两侧大脑半球皮层多发异常信号，查头颅 MRA 提示未见异常。给予补液、维生素、营养支持治疗。1 个月来患者症状未缓解，今为求进一步诊治于我

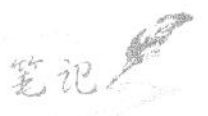

院门诊就诊，拟“脑病”收入院。

既往史：无特殊。

个人史：否认吸烟、饮酒史。小学学历，农民。无疫区接触史，否认传染病接触史。否认药物成瘾史。

婚育史：23 岁结婚，生育 1 子 1 女，均体健，配偶健在，家庭和睦。

家族史：父亲、母亲体健，2 弟 1 妹均体健。

【查体】

T 36.6 ℃，P 87 次 / 分，R 18 次 / 分，BP 121/73 mmHg。神志清楚，精神可，步态尚平稳，计算力、近记忆力减退，双侧瞳孔等大等圆，对光反射灵敏，眼球活动无特殊，额纹对称，伸舌居中，鼻唇沟对称，示齿口角无歪斜，颈软，颈静脉无充盈，两肺呼吸音清，未闻及干湿啰音，心率 87 次 / 分，心律齐，未闻及杂音，腹平软，剑突下无压痛，无反跳痛，肝脾肋下未触及，移动性浊音阴性，双下肢不肿。四肢肌张力无增高或减低，四肢肌力 5 级，深浅感觉无特殊。双侧共济活动协调，Romberg 征阴性。双侧腱反射正常，双侧 Hoffmann 征阴性，双侧 Babinski 征未引出，Kernig 征阴性。

【辅助检查】

双侧颈动脉 + 甲状腺彩超：双侧甲状腺质地欠均伴右侧结节（TI-RADS 3 级）；双侧颈动脉内膜光滑，未见明显斑块及血栓形成。MMSE 评分 16 分。

颅脑 MRI：双侧大脑皮层、两侧纹状体及背侧丘脑弥漫病变，DWI 表现为沿皮质条带样分布的异常高信号（图 21-1）。

笔记

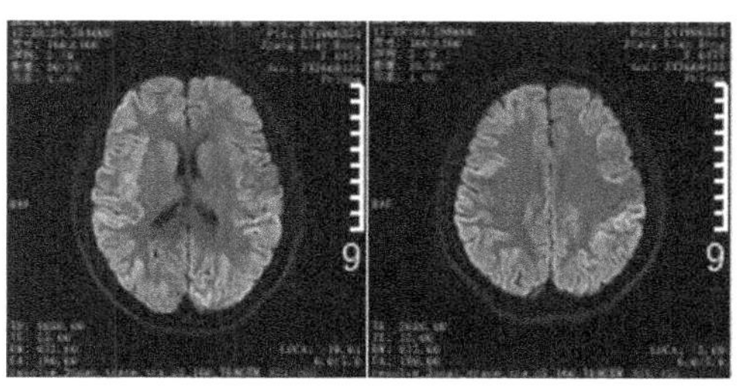
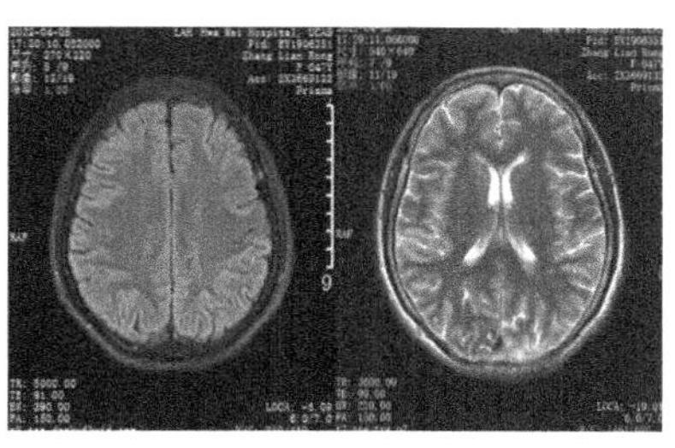

图 21-1　颅脑 MRI

脑电图：中度异常脑电图（弥漫性慢波）（图 21-2）。

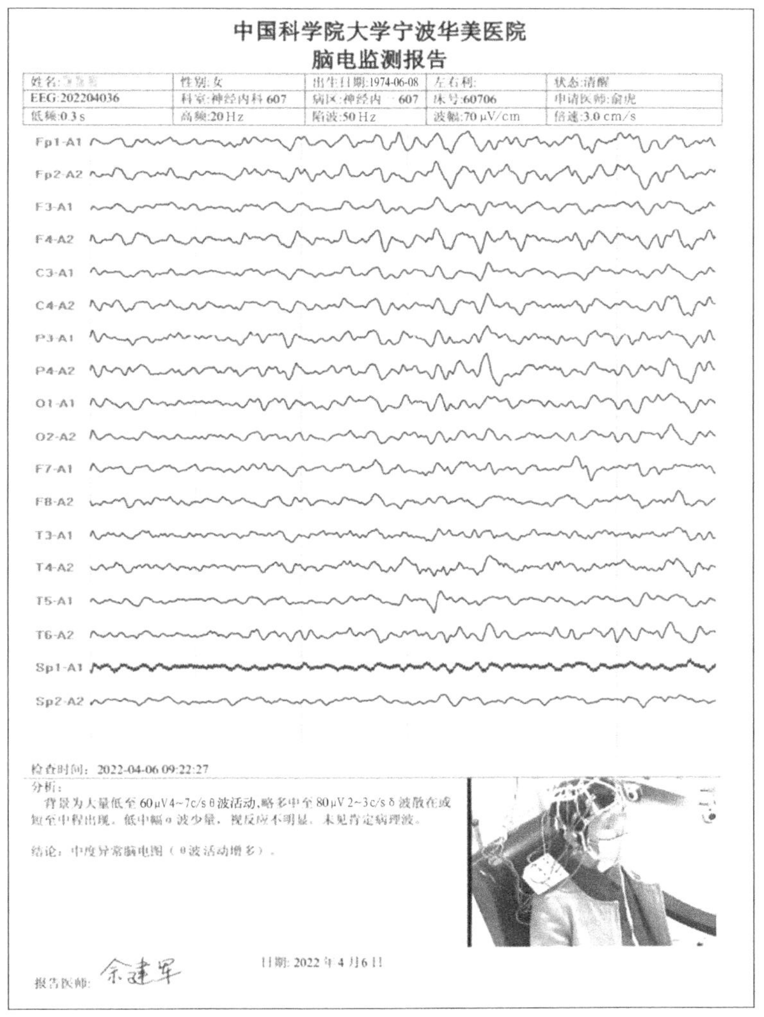

中国科学院大学宁波华美医院
脑电监测报告

姓名:	性别:女	出生日期:1974-06-08	左右利:	状态:清醒
EEG:202204036	科室:神经内科 607	病区:神经内　607	床号:60706	申请医师:俞虎
低频:0.3 s	高频:20 Hz	陷波:50 Hz	波幅:70 μV/cm	倍速:3.0 cm/s

检查时间：2022-04-06 09:22:27

分析：

背景为大量低至 60 μV 4~7 c/s θ 波活动，略多中至 80 μV 2~3 c/s δ 波散在或短至中程出现。低中幅 α 波少量，视反应不明显。未见肯定病理波。

结论：中度异常脑电图（θ 波活动增多）。

报告医师：余建军　　日期：2022 年 4 月 6 日

图 21-2　脑电图

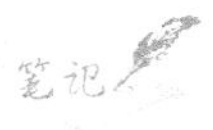

诊断与病例分析

一、病史特点归纳

1. 中年女性，亚急性起病。

2. 反应迟钝伴步态不稳 3 个月，加重 1 个月。

3. 病情快速进展。

二、初步诊断

①克雅病可能；②甲状腺结节。

三、诊断依据

1. 中年女性，亚急性起病。

2. 反应迟钝伴步态不稳 3 个月，加重 1 个月，病情快速进展。

3. 查体：计算力、近记忆力减退。

4. 辅助检查。颅脑 MRI：双侧大脑皮层、两侧纹状体及背侧丘脑弥漫病变，DWI 表现为沿皮质条带样分布的异常高信号。脑电图：中度异常脑电图（弥漫性慢波）。MMSE 评分 18 分。

四、鉴别诊断

1. 甲状腺功能减退：可表现为认知障碍、反应迟钝、胃纳减少、情绪改变等。目前患者无明显胃纳改变，可查甲状腺功能等以排除。

2. 阿尔茨海默病：为慢性进展性疾病，呈缓慢进行性加重，开始以记忆力减退为主，逐渐出现认知功能、思维、情感障碍及性格改变等表现，头颅 CT 或 MRI 提示脑萎缩，在排除其他引起进行性记忆和认知功能损害的系统性疾病和脑部疾病后可诊断，海马 MRI 有辅助诊断价值。

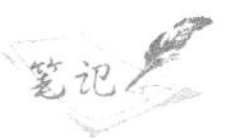

3. 血管性痴呆：常有脑卒中病史，阶梯性进展，呈斑片状记忆缺失，可有局灶性神经系统症状体征，头颅 MRI 等可进一步助诊。

4. 路易体痴呆：常存在肌张力增高，伴认知功能障碍、视幻觉表现，该病变所致的痴呆常波动明显。本患者缺乏此类特征，目前依据不足。

5. 帕金森病痴呆：帕金森病后期可能合并痴呆，常有动作迟缓、四肢肌张力增高、震颤、姿势和步态改变等。本患者无上述表现，暂不支持。

6. 抑郁症：可表现为假性痴呆，常有情绪低落、自罪自责、主动活动及言语减少等表现，因不愿与外界交流接触而类似痴呆表现，抑郁相关量表可助诊。

五、治疗原则及具体措施

治疗原则：无有效治疗方法，主要给予对症支持治疗。

1. 对症治疗：多奈哌齐、美金刚等促智治疗，抗惊厥药物如地西泮等、抗肌阵挛药物如卡马西平等、抗精神病药物如氟哌啶醇等。

2. 加强营养支持，防治并发症，如肺部感染、尿路感染、压疮等。

3. 隔离：将患者安置在单人隔离病房，生活用品、医疗用品彻底销毁。

笔记

专业问题解答

1. 克雅病的病因是什么？克雅病主要病变在神经系统哪些结构？如何确诊克雅病？

答：克雅病的病因可分为外源性朊蛋白感染和内源性朊蛋白基因突变。外源性朊蛋白感染可通过角膜、硬脑膜移植、经肠道外给予人生长激素制剂等传播。内源性发病原因为家族性克雅病患者自身的朊蛋白基因突变，为常染色体显性遗传。

主要病变在皮质、小脑、基底节、丘脑、脊髓。确诊：脑活检发现海绵状变性和 PrPsc。

2. 克雅病临床表现大体可分为三个阶段，即早期、中期、晚期。晚期临床表现有哪些？

答：二便失禁、无动性缄默、昏迷或去皮质强直状态。

人文伦理相关问题：

1. 家属对病情表示担忧，如何安慰？

答：①接受患者目前状态，通过治疗病情有可能稳定或延缓；②进行一系列检查，一旦排除克雅病，患者就有希望好转。

2. 患者目前克雅病可能大，但基于医疗条件，最终确诊有困难，作为家属还能尝试做什么努力吗？

答：①患者目前生活自理能力差，尽量多陪伴、多照护；②克雅病是一种比较罕见的神经系统疾病，如果有条件可以去上级医院做进一步诊治。

笔记

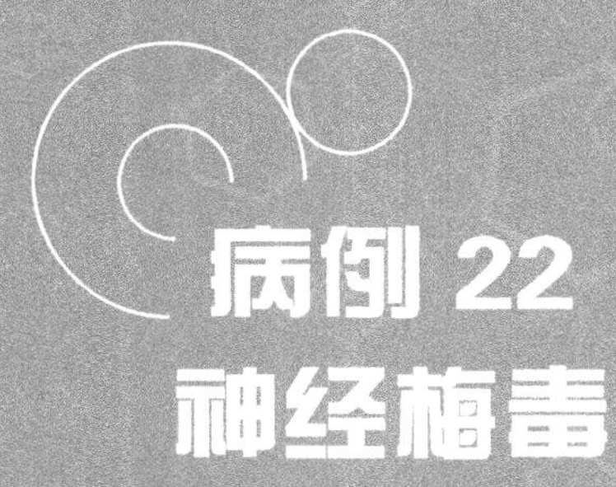

病例 22 神经梅毒

病历摘要

【基本信息】

患者女性，52 岁。

主诉：反应迟钝 1 个月，加重 1 周。

现病史：患者 1 个月前无明显诱因出现反应迟钝，有时言语紊乱，答非所问，伴记忆力减退，刚做过事情不能回忆，无头晕头痛，无视物模糊，无饮水呛咳，无吞咽困难，无幻觉妄想，无胸闷气促等不适。1 周前反应迟钝加重，日常家务不能打理，并出现白天睡眠增多。于慈林某医院就诊，查头颅 MRI 提示双侧大脑多灶性病变，首先考虑病毒性脑炎，不排除其他，需结合临床；查头颅 MRA 未见明显异常。给予补液、维生素、营养支持治疗，上述症

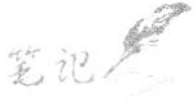

状未缓解，今于我院门诊就诊，拟“脑病”收入院。

既往史：无特殊。

个人史：否认烟酒史。小学学历，农民。无疫区接触史，否认传染病接触史。否认药物成瘾史，否认不洁性生活史。

月经婚史：初潮年龄 13 岁，3 ～ 7 天 /28 ～ 30 天，50 岁绝经，月经周期规则，月经量中等，颜色正常。有血块，无痛经史。

婚育史：23 岁结婚，生育 1 子 1 女，均体健，配偶健在，家庭和睦。

家族史：父亲、母亲体健，2 弟 1 妹均体健。

【查体】

T 36.9 ℃，P 79 次 / 分，R 18 次 / 分，BP 134/72 mmHg。神志清楚，精神可，反应迟钝，近记忆力减退，计算力减退，时间、地点定向力差，言语不利，双侧瞳孔等大等圆，对光反射灵敏，眼球活动无特殊，额纹对称，伸舌居中，鼻唇沟对称，示齿口角无歪斜，颈软，四肢肌张力无增高或减低，四肢肌力 5 级，深感觉减退，浅感觉无特殊。双上肢指鼻试验稳准，双手轮替试验笨拙，双下肢跟膝胫试验不稳，步态不稳，右偏，Romberg 征阳性。双上肢腱反射正常，双下肢腱反射活跃，双侧 Hoffmann 征不配合，左侧 Babinski 征阳性，右侧 Babinski 征未引出，Kernig 征阴性。MMSE 评分 18 分。

【辅助检查】

血常规：白细胞计数 8.1×10^9/L，中性粒细胞绝对值 6.4×10^9/L，红细胞计数 4.03×10^{12}/L，血红蛋白 121 g/L，血小

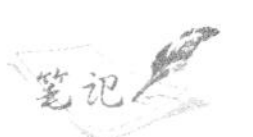

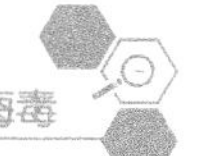

板计数 221 × 10^9/L。输血前检查 + 丙肝抗原：乙肝表面抗体阳性，乙肝核心抗体阳性，梅毒螺旋体阳性，梅毒 TRUST 试验 1 ∶ 8 阳性。大生化系列：门冬氨酸转移酶 10 IU/L，谷丙转氨酶 16 IU/L，肌酐 54.3 μmol/L，尿酸 229.2 μmol/L，葡萄糖 3.7 mmol/L，总胆固醇 3.99 mmol/L，低密度脂蛋白 2.33 mmol/L，甘油三酯 0.8 mmol/L，同型半胱氨酸 12.4 μmol/L，超敏 C 反应蛋白 0.44 mg/L。糖化血红蛋白 5.9%。女性肿瘤全套、贫血二项、甲状腺功能、体液免疫功能系列、类风湿因子、抗链球菌溶血素“O”未见明显异常。腰椎穿刺脑脊液常规：白细胞 4 个 /μL。脑脊液微量总蛋白 1.076 g/L，脑脊液梅毒 TRUST 试验 1 ∶ 4 阳性。脑脊液梅毒螺旋体抗体阳性。

腹部超声：肝胆胰脾未见明显异常。泌尿系统超声：双肾输尿管未见明显异常。颈部血管：双侧颈动脉未见明显异常。椎动脉及锁骨下动脉：双侧椎动脉目前未见明显异常，双侧锁骨下动脉所见段内目前未见明显异常。常规心电图检查：窦性心律。胸部 CT 平扫：两肺及纵隔未见明显异常；建议必要时复查。颅脑 MRI 平扫 + 增强：左侧额顶叶皮层下及左侧半卵圆区多发淡薄异常信号。脑电图：中度异常脑电图（弥漫性慢波）。

诊断与病例分析

一、病史特点归纳

1. 中年女性，亚急性起病。

2. 反应迟钝 1 个月，加重 1 周。

笔记

3. 病情以进行性痴呆为特征。

4. 既往史、个人史无特殊。

二、初步诊断

神经梅毒：麻痹性痴呆。

三、诊断依据

1. 中年女性，亚急性起病。

2. 反应迟钝 1 个月，加重 1 周，病情呈进展性。

3. 查体：反应迟钝，近记忆力减退，计算力减退，时间、地点定向力差，MMSE 评分 18 分，言语不利，双上肢指鼻试验稳准，双手轮替试验笨拙，双下肢跟膝胫试验不稳，步态不稳，右偏，Romberg 征阳性，双下肢腱反射活跃，左侧 Babinski 征阳性。

4. 辅助检查：血梅毒螺旋体抗体阳性，血梅毒 TRUST 试验 1 ∶ 8 阳性。脑脊液微量总蛋白 1.076 g/L，脑脊液梅毒 TRUST 试验 1 ∶ 4 阳性，脑脊液梅毒螺旋体抗体阳性。脑电图：中度异常脑电图（弥漫性慢波）。颅脑 MRI 平扫 + 增强：左侧额顶叶皮层下及左侧半卵圆区多发淡薄异常信号。

四、鉴别诊断

1. 甲状腺功能减退：可表现为认知障碍、反应迟钝、胃纳减少、情绪改变等。本患者无明显胃纳改变，可查甲状腺功能等以排除。

2. 阿尔茨海默病：为慢性进展性疾病，呈缓慢进行性加重，开始以记忆力减退为主，逐渐出现认知功能、思维、情感障碍及性格改变等表现，头颅 CT 或 MRI 提示脑萎缩，在排除其他引起

笔记

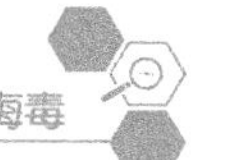

进行性记忆和认知功能损害的系统性疾病和脑部疾病后可诊断，海马 MRI 有辅助诊断价值。

3. 血管性痴呆：常有脑卒中病史，阶梯性进展，呈斑片状记忆缺失，可有局灶性神经系统症状体征，头颅 MRI 等可进一步助诊。

4. 抑郁症：可表现为假性痴呆，常有情绪低落、自罪自责、主动活动及言语减少等表现，因不愿与外界交流接触而类似痴呆表现，抑郁相关量表可助诊。

五、治疗原则及具体措施

治疗原则：本病治疗应早期开始，急性期给予抗生素驱梅、改善认知、促智、对症止痛等治疗，并定期随访复查。

1. 驱梅治疗：首选青霉素，每天 1800 万～ 2400 万 U 静脉注射，每次 4 小时，10 ～ 14 天，继之以苄星青霉素 240 万 U，肌内注射，每周 1 次，共 3 次。如青霉素过敏，可给予四环素、红霉素或头孢曲松等。

2. 肾上腺皮质激素的应用：病因治疗前 1 天给予类固醇激素，泼尼松片 5 ～ 10 mg po tid 或地塞米松 5 ～ 10 mg 静脉滴注，连用 3 天。

3. 改善认知治疗：多奈哌齐、美金刚等。

4. 随访：在治疗后 1 个月、3 个月、6 个月、12 个月、18 个月、24 个月，复查血及脑脊液。2 年后每年复查一次血及脑脊液，如有阳性发现，重复治疗，直至连续两次脑脊液常规、生化检查正常，梅毒试验阴性。

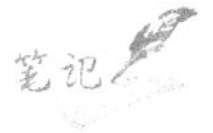

专业问题解答

1. 神经梅毒是梅毒的晚期表现，临床可以分为间质型和主质型，主质型神经梅毒包括哪两类？

答：脊髓痨、麻痹性痴呆。

2. 如何解释赫氏反应？

答：赫氏反应指梅毒患者第一次使用抗生素后，其症状反应加重，并出现寒战、高热、头痛、呕吐、全身不适、多汗甚至休克。一般在首剂注射后 14 ～ 16 小时发生，这是抗生素杀死了大量螺旋体，释放了大量异性蛋白及内毒素导致机体发生的过敏反应。

人文伦理相关问题：

1. 家属担心神经梅毒会传染到家人，该如何解释？

答：①日常生活接触不会传染；②梅毒一般通过血液制品传播或性传播。

2. 家属问患者经治疗后能好转吗？

答：①多数患者经过早期积极有效治疗后能好转；②部分患者会遗留思维能力减退或精神症状及实质性神经梅毒，即麻痹性神经梅毒、脊髓痨性神经梅毒、视神经萎缩等，若不治疗可在数年内死亡。

笔记

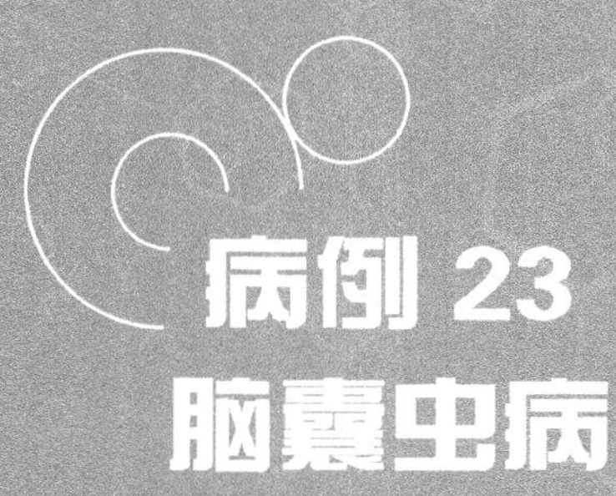

病例 23 脑囊虫病

病历摘要

【基本信息】

患者男性，30 岁。

主诉：头痛 1 个月，抽搐 1 天。

现病史：患者 1 个月前无明显诱因出现头痛，呈持续性胀痛，局限于头顶部，程度不剧烈，无恶心呕吐，无发热，无意识改变，未进一步检查和治疗。1 天前在家中忙家务时突发双上肢抽搐，伴有咀嚼动作，不能言语，无意识不清，症状缓解后语速减慢，只能发单音节，可理解话意，感全身无力，持续时间约 10 分钟，无口吐白沫，无呕吐、头晕，遂来我院就诊。

既往史：在农村老家长期居住，随家人来宁波工作 1 月余，

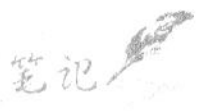

有生食猪、羊肉史，否认外伤史、家族遗传史。

个人史：吸烟10年，每天1包，未戒；否认饮酒史。初中学历，农民。无疫区接触史，否认传染病接触史。否认药物成瘾史。

婚育史：24岁结婚，育有1子1女，均体健，配偶健在，家庭和睦。

家族史：父亲患有高血压；母亲去世，死因不详；2妹，体健。

【查体】

T 36.8 ℃，P 56次/分，R 18次/分，BP 129/91 mmHg。发育良好，体态偏胖，神志清楚，精神萎靡，吐词清晰，语速迟滞，理解力正常，计算力及定向力正常，远记忆力减退，双侧瞳孔等大等圆，对光反射灵敏，眼球活动正常，双侧眼底视乳头边界不清，轻度水肿，双耳听力正常、对称，颈软，无抵抗，心肺听诊正常，腹软，肝脾肋下未触及，四肢肌力及肌张力正常，病理征阴性。

【辅助检查】

血常规：白细胞计数5.8×10^9/L，中性粒细胞百分比74.1%，嗜酸性粒细胞百分比7%，红细胞计数3.38×10^{12}/L，血红蛋白106 g/L，血小板计数83.0×10^9/L。急诊生化、血肌钙蛋白、凝血功能未见异常。心电图：窦性心律。脑脊液脑囊虫抗体酶联免疫试验：阳性。

头颅CT：见图23-1。

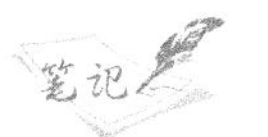

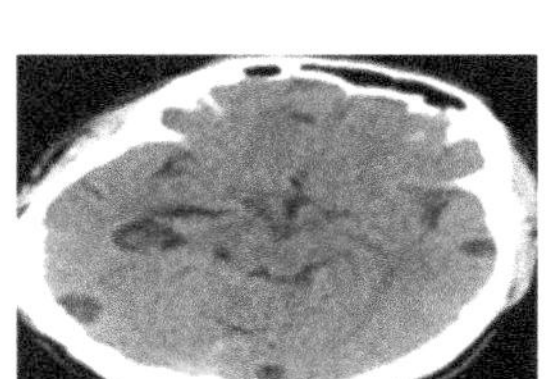
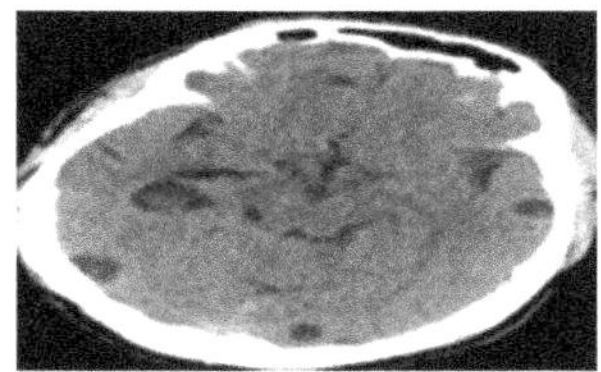
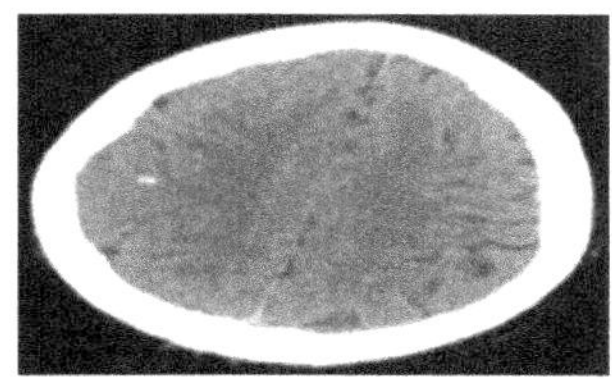

图 23-1　头颅 CT

颅脑 MRI：双侧幕上大脑半球皮层下多发圆形异常信号影。T_1WI 为低信号，内可见等信号头节；T_2WI 为高信号，内可见点状低信号头节；FLAIR 为低信号，内可见点状高信号（图 23-2）。

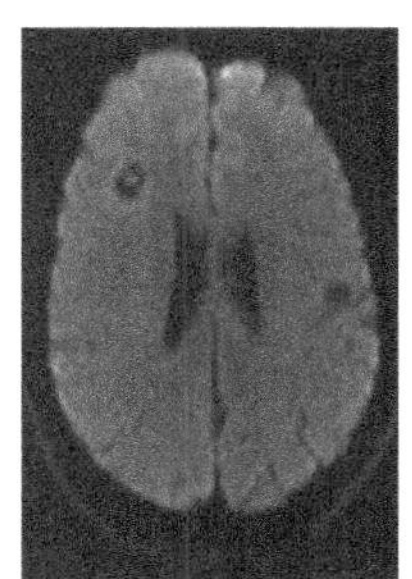
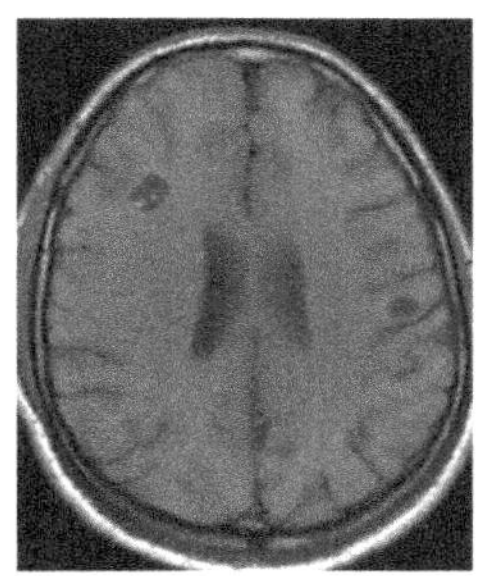
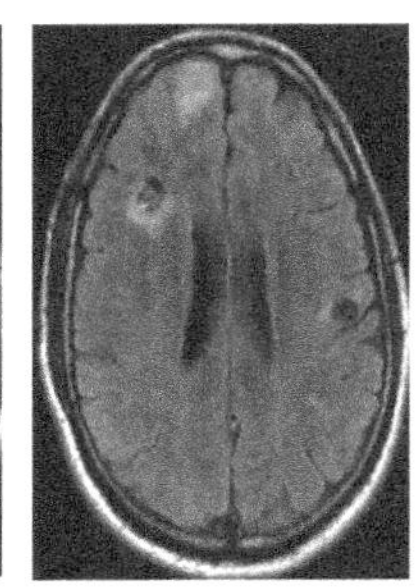
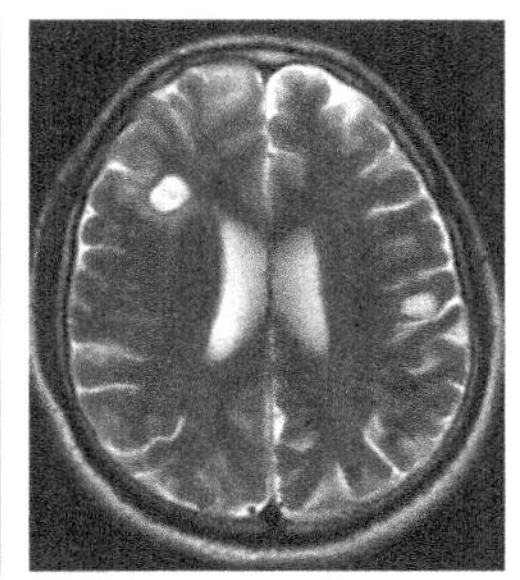

图 23-2　颅脑 MRI

诊断与病例分析

一、病史特点归纳

1. 青年男性，慢性起病。

2. 头痛 1 个月，抽搐 1 天。

3. 病情有进展表现。

4. 既往有生食猪、羊肉史。

二、初步诊断

脑囊虫病。

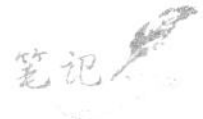

三、诊断依据

1. 青年男性，慢性起病。

2. 头痛 1 个月，抽搐 1 天。

3. 既往有生食猪、羊肉史。

4. 查体：精神萎靡，吐词清晰，语速迟滞，理解力正常，计算力及定向力正常，远记忆力减退，双侧眼底视乳头边界不清，轻度水肿。

5. 辅助检查：脑脊液脑囊虫抗体酶联免疫试验阳性。颅脑 MRI 示双侧幕上大脑半球皮层下多发圆形异常信号影，T_1WI 为低信号，内可见等信号头节；T_2WI 为高信号，内可见点状低信号头节；FLAIR 为低信号，内可见点状高信号。

四、鉴别诊断

1. 脑肿瘤：脑实质型囊虫如处于变性死亡期可出现明显脑水肿，甚至有占位效应，应与脑肿瘤特别是转移瘤鉴别。转移瘤多见于中老年人群，亚急性起病，进行性加重，颅内压增高明显，偏瘫等局灶体征明显。MRI 显示颅内病灶形状不规则，大小不一，实质或环状强化，周围水肿明显。脑实质型脑囊虫病发病年龄多在 20 ～ 40 岁，慢性病程，极少见神经系统局灶体征。MRI 示多发形状规则的小病灶，呈环状强化，有时可见头节，血和脑脊液囊虫抗体常呈阳性。

2. 蛛网膜囊肿：脑囊虫病的蛛网膜下腔型应与蛛网膜囊肿相鉴别。蛛网膜囊肿多发于外侧裂、交叉池、大脑及小脑表面，形状不规则，边界平直。影像学上蛛网膜囊肿信号与脑脊液相同，

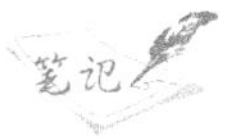

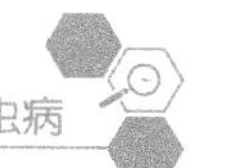

无囊壁和结节，无周围脑组织水肿。血和脑脊液囊虫抗体及影像学特征有助于二者鉴别。

3. 各种脑膜炎：结核、真菌、病毒性脑膜炎均容易与脑囊虫病引起的脑膜炎相混淆，囊虫性脑膜炎很少有发热和颈项强直，通过头颅 CT 和 MRI 及囊虫免疫学检查可以鉴别。

五、治疗原则及具体措施

治疗原则：根据临床症状、影像学表现、临床分型和分期综合评价后确定。常用的治疗方法包括驱虫治疗、手术治疗等。脑囊虫病的治疗周期一般为 3 ～ 6 个月，但受病情严重程度、治疗方案、治疗时机、个人体质等因素影响，可存在个体差异。

1. 药物治疗

由于抗寄生虫药物只能对活囊虫起到杀虫或加速其死亡的作用，并不能消除死亡或钙化变性的囊虫虫体对其周围脑组织的炎症反应或过敏反应，故而在使用抗寄生虫药物的过程中可导致大量虫体死亡，并迫使其破裂分解继而诱发过敏反应，加重脑组织水肿。因此在抗寄生虫药物使用过程中需要住院观察，并需要选用糖皮质激素等进行抗炎、抗水肿等治疗，同时需要注意抗癫痫、降颅压等对症支持治疗。

（1）吡喹酮临床常用于脑实质型囊虫病的治疗，由于吡喹酮难以通过血脑屏障进入脑脊液，因此，对蛛网膜下腔型和脑室型脑囊虫病疗效较差。如脑囊虫病为多发性、病情重，合并颅内压增高或精神障碍，宜采用小剂量长疗程疗法。不良反应一般轻微且持续时间短暂，常见的有头晕、头痛、乏力、发热、恶心、呕吐及癫痫发作等。

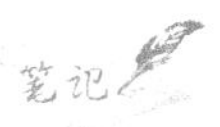

（2）阿苯达唑：又称丙硫咪唑，为广谱驱虫药物，通过抑制虫体对葡萄糖的吸收从而导致囊虫死亡。有研究证实阿苯达唑对脑实质型脑囊虫病的作用优于吡喹酮。阿苯达唑的另一个优点是可通过血脑屏障并渗透到脑脊液中杀灭蛛网膜下腔和脑室的囊虫，因此，可用于治疗蛛网膜下腔型或脑室型囊虫。

2. 手术治疗

对于脑内直径＞4 cm的单发大囊泡型囊虫病或脑内直径＜4 cm、继发癫痫的单发、多发囊虫病可行手术摘除。手术治疗的目的是去除病因，缓解脑积水或减轻颅内压增高症状。术中需要动作轻柔、摘除彻底，并注意保持囊壁的完整性，避免破裂。一旦破裂应仔细将其碎屑彻底清除，并注意保护重要脑功能区。

（1）颞肌下减压术：适用于弥漫性脑实质型囊虫，伴严重脑水肿和颅内高压，经驱虫、脱水、激素治疗后仍存在颅内高压甚至危及生命者。

（2）脑室–腹腔分流术：适用于蛛网膜下腔型或脑室型囊虫病合并脑积水、颅内高压者。但是，如果伴发蛛网膜炎，脑脊液蛋白明显增高，分流术容易失败。

（3）囊虫摘除术：适用于脑实质单发或多发巨大囊虫、脑室内或蛛网膜下腔囊虫。近年来，随着脑室镜的应用使得脑室内囊虫的摘除更为容易。囊虫摘除术前后仍需药物治疗。

笔记

专业问题解答

1. 脑囊虫病具体分为几型?

答:脑囊虫病可分为脑实质型、脑室型、蛛网膜型、脊髓型和混合型。

2. 各型脑囊虫病按发生率如何排序?

答:脑实质型、混合型、脑室型和蛛网膜型,脊髓型最少见。

人文伦理相关问题:

患者家属对脑囊虫病不理解, 如何进行患者教育及疾病预防?

答:(1)最重要的是严格实施食品管理法,严禁带囊虫的猪肉上市。

(2)对生猪的管理也很重要,如圈养、及时治疗猪肠道绦虫、宰杀带囊虫的生猪深埋或做工业原料等。

(3)无论猪肉有没有感染猪肉绦虫,都要煮熟再食用。食物不要交叉污染。

笔记

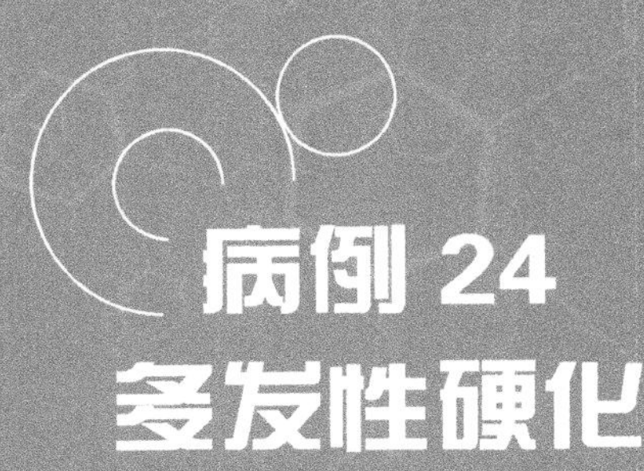

病例 24 多发性硬化

病历摘要

【基本信息】

患者女性，39 岁。

主诉：反复肢体麻木无力、视力下降 3 年，加重 3 天。

现病史：患者 3 年前无明显诱因渐出现左上肢麻木，后平脐处出现皮肤疼痛及束带感，左下肢无力麻木，大小便障碍，外院查 MRI 上胸段脊髓内多发片状长 T_2 信号，考虑脊髓病变，予激素、丙种球蛋白等治疗后，症状改善。2 年前感冒后出现左眼视力下降，进行性加重至完全失明，自行口服激素治疗后视力恢复，但未完全恢复。3 天前感冒后出现双下肢无力，以左侧为著，伴麻木感，行走困难，步态不稳，尚能持物，无口齿不清，无头痛、

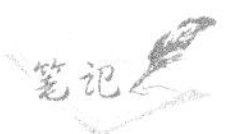

头晕，无饮水呛咳，无尿便障碍，遂至我院就诊。

既往史：体健。

个人史：大学学历，公务员。无疫区接触史，否认传染病接触史。否认药物成瘾史。

婚育史：25 岁结婚，育有 1 女，体健，家庭关系和睦。

家族史：父亲、母亲体健，独女。

【查体】

T 36.4 ℃，P 72 次 / 分，R 18 次 / 分，BP 120/68 mmHg。神志清楚，精神可，口齿清晰，对答流利，空间、时间定向力正常，记忆力、计算力正常，左眼视力 0.7，右眼仅有光感，双侧眼球活动到位，左侧注视时有短暂水平眼震，余颅神经检查正常，心率 72 次 / 分，心律齐，未闻及心前区杂音，双侧呼吸音清，未闻及啰音，腹软，无压痛及反跳痛，四肢肌肉容积正常，肌张力正常，反射正常，左侧上肢肌力 4 级，下肢肌力 3 级，右侧上肢肌力 5 级，下肢肌力 3 级，双侧指鼻试验及跟膝胫试验稳准，Romberg 征睁眼及闭眼均不稳，T_4 平面以下痛温觉、触觉、振动觉减弱，双侧腹壁反射减弱，四肢反射活跃对称，双侧 Hoffmann 征、Babinski 征及 Chaddock 征均阳性，脑膜刺激征阴性。

【辅助检查】

血常规：白细胞计数 6.8×10^9/L，中性粒细胞百分比 78.1%，红细胞计数 4.8×10^{12}/L，血红蛋白 136.0 g/L，血小板计数 183.0×10^9/L。生化、血肌钙蛋白、凝血功能、自身抗体、肿瘤标志物未见异常。脑脊液常规：白细胞计数 15 个 /μL，单核细胞百

笔记

分比 80%；生化：蛋白 0.8 g/L；IgG 寡克隆带阳性；中枢神经系统脱髓鞘抗 AQP4 抗体、抗 MOG 抗体、抗 GFAP 抗体、抗 MBP 抗体均呈阴性。视觉诱发电位检查：双侧 P100 波潜伏期略延长，波幅偏低。

胸腰段增强 MRI 检查未见异常信号。头颅 MRI 平扫 + 增强：双侧丘脑、脑干斑片状长 T_2 异常信号，轻度强化；颈椎 MRI：上段颈髓多发异常长 T_2 信号。

诊断与病例分析

一、病史特点归纳

1. 青年女性。

2. 慢性病程，多次急性发作（多发：发病—好转—再发—好转—再发），临床表现为反复肢体无力、麻木、视力下降。

3. 病灶特点：中枢神经系统多部位先后受累，累及视神经、脑干、颈髓等。

4. 激素、丙种球蛋白治疗有效。

二、初步诊断

多发性硬化（病程分型：复发缓解型多发性硬化，急性发作期）。

三、诊断依据

1. 青年女性，符合好发年龄。

2. 病程中临床反复发作 3 次，符合病程多发特点。

3. 影像学示病灶累及视神经、脑干、颈髓，符合病灶多发。

笔记

4. 实验室检查：脑脊液 IgG 寡克隆带阳性；中枢神经系统脱髓鞘谱呈阴性。

5. 激素、丙种球蛋白治疗有效提示与免疫介导相关。

四、鉴别诊断

1. 中枢神经系统炎性脱髓鞘病：视神经脊髓炎谱系疾病、髓鞘少突胶质细胞糖蛋白抗体相关疾病、急性播散性脑脊髓炎等。

2. 系统性自身免疫疾病：系统性红斑狼疮、干燥综合征等系统性自身免疫疾病均可以累及脊髓和脑，但影像学表现特异性较低，脑内病变常为累及基底节区的对称性改变，具有一定的特征性，严重者可累及脑干，鉴别诊断主要是依赖实验室检查。

3. 代谢中毒性疾病：中毒性视神经病变、亚急性联合变性、肝性脊髓病、缺血缺氧性脑病等。

4. 肿瘤及副肿瘤相关疾病：脊髓胶质瘤、室管膜瘤、淋巴瘤、脊髓副肿瘤综合征等。

五、治疗原则及具体措施

治疗原则：以减轻恶化期症状、缩短病程、改善残疾程度和防治并发症为主要目标，应该在遵循循证医学证据的基础上，结合患者的经济条件和意愿，进行早期、合理治疗，并非所有复发均需处理。

1. 糖皮质激素：静脉注射甲泼尼龙可促进多发性硬化急性期患者神经功能恢复。

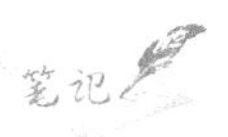

2. 血浆置换：急性重症或对激素治疗无效者可于起病 2 ～ 3 周应用 5 ～ 7 天的血浆置换。

3. 静脉注射免疫球蛋白：缺乏有效证据，仅作为一种备选治疗手段，用于妊娠或哺乳期妇女等不能应用激素治疗的成人患者或对激素治疗无效的儿童患者。

4. 序贯治疗：治疗药物分为单克隆抗体药物及免疫抑制剂两大类。

5. 对症治疗

痛性痉挛：卡马西平、加巴喷丁、普瑞巴林、巴氯芬等药物。

慢性疼痛、感觉异常：阿米替林、普瑞巴林、5- 羟色胺选择性重摄取抑制剂及去甲肾上腺素再摄取抑制剂、去甲肾上腺素与特异性 5- 羟色胺能抗抑郁药物。

顽固性呃逆：巴氯芬。

抑郁焦虑：5- 羟色胺选择性重摄取抑制剂、去甲肾上腺素再摄取抑制剂、特异性 5- 羟色胺能抗抑郁药及心理治疗。

乏力、疲劳：莫达非尼、金刚烷胺、氨吡啶（钾通道阻滞剂）。

震颤：盐酸苯海索、盐酸阿罗洛尔等药物。

膀胱直肠功能障碍：尿失禁可应用丙咪嗪、奥昔布宁、哌唑嗪、坦索罗辛等；尿潴留应导尿；便秘可用缓泻药，重者可给予灌肠处理。

认知障碍：胆碱酯酶抑制剂等。

肌张力增高：巴氯芬、A 型肉毒毒素。

6. 康复治疗及生活指导。

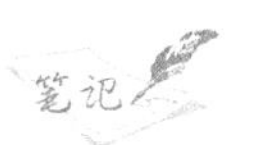

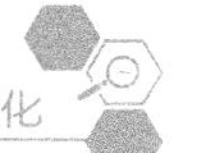

专业问题解答

1.McDonald 诊断标准是什么？

答：见表 24-1。

表 24-1　2017 年多发性硬化 McDonald 诊断标准修订版

临床发作次数	有客观临床证据的病变数	诊断多发性硬化需要的附加数据
≥ 2 次	≥ 2 个	无[a]
≥ 2 次	1 个（并且有明确的历史证据证明以往发作涉及特定解剖部位的 1 个病灶[b]）	无[a]
≥ 2 次	1 个	由不同中枢神经系统部位的临床发作或 MRI 检查证明了空间多发性
1 次	≥ 2 个	由额外的临床发作或 MRI 证明了时间多发性或具有脑脊液特异性寡克隆区带的证据[c]
1 次	1 个	由不同中枢神经系统部位的临床发作或 MRI 检查证明了空间多发性并且由额外的临床发作或 MRI 证明了时间多发性或具有脑脊液特异性寡克隆区带的证据[c]
原发进展型多发性硬化		无论临床是否复发，残疾进展 1 年（回顾性或前瞻性确定）同时具有下列 3 项标准的 2 项：①在下列区域（脑室周围、皮质或近皮质、幕下、脊髓）中≥ 1 个区域有≥ 1 个 T_2 病灶[d]；②在脊髓中有 2 个或更多 T_2 病灶[d]；③检测出脑脊液特异性寡克隆区带

注：MRI，磁共振成像。a. 不需要额外检查证明空间和时间的多发性，除非 MRI 不可用，否则所有考虑 MS 的患者均应接受脑 MRI 检查；此外，临床证据不足而 MRI 提示 MS 存在 CIS 以外的表现或具有非 CIS 的患者，应考虑脊髓 MRI 或脑脊液检查；如果完成影像学或其他检查（如脑脊液）且结果阴性，则在做 MS 诊断前需谨慎，并且应该考虑替代的诊断。b. 基于客观的 2 次发作的临床发现做出的诊断最为可靠，在无记录在案的客观神经学证据的情况下，既往 1 次发作的合理历史证据可以包括具有症状的历史事件及先前炎性脱髓鞘发作的演变特征，但至少有 1 次发作必须得到客观证据的支持。在无残余客观证据的情况下，诊断需谨慎。c. 脑脊液特异性寡克隆区带的存在本身未体现时间多发性，但可作为这项表现的替代。d. 2017 年 McDonald 标准与 2010 年 McDonald 标准不同，不要求区分有症状和无症状 MRI 病灶。

（1）不需要除 MRI 以外的检测来证明空间和时间的多发性。除非 MRI 不可用，否则所有考虑诊断为多发性硬化的患者均应该接受脑 MRI 检查。此外，临床证据不足而 MRI 提示多发性硬化，

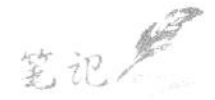

具有典型临床孤立综合征以外表现或具有非典型特征的患者，应考虑进行脊髓 MRI 或脑脊液检查，如果完成影像学或其他检查（如脑脊液检查）且结果为阴性，则在做出多发性硬化诊断之前需要谨慎，并且应该考虑其他可替代的诊断。

（2）基于客观的二次发作的临床发现做出诊断是最保险的。在没有记录在案的客观神经系统发现的情况下，既往一次发作的合理历史证据可以包括具有症状的历史事件，以及先前炎性脱髓鞘发作的演变特征；但至少有一次发作必须得到客观结果的支持。在没有神经系统残余客观证据的情况下，诊断需要谨慎。

（3）尽管脑脊液特异性寡克隆带阳性本身并未体现出时间多发性，但可以作为这项表现的替代指标。

2. 如何区别多发性硬化的复发及假复发？

假复发是指在感染或其他导致体温升高的状态、压力或疲劳下出现神经系统异常症状，但查体无新体征、影像学检查无客观病灶的现象。典型假复发症状一般持续＜ 24 小时，但个别情况下（如感染未控制、持续处于高温状态、长时间压力较大和长期睡眠剥夺等）也可持续超过 24 小时。治疗上除消除引起假复发的诱因外，无须其他治疗。

人文伦理相关问题：

妊娠期和哺乳期多发性硬化如何进行治疗及患者教育？

答：对于多发性硬化患者，因妊娠期有雌激素的保护作用，故不反对患者妊娠，但应向患者明确告知除醋酸格拉默外，任何疾病修饰药物均不建议在妊娠期应用。对于计划妊娠但复发风险较高的患者，可使用醋酸格拉默或干扰素至确认妊娠前；对于计

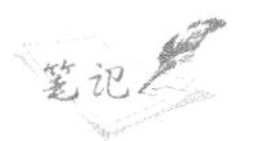

划妊娠但复发风险非常高的患者，可考虑整个妊娠期间应用醋酸格拉默或干扰素（弱推荐）治疗；对于病情持续高度活跃的患者，建议延迟妊娠；坚持妊娠或计划外妊娠的患者，在充分讨论潜在风险后，可考虑整个孕期使用那他珠单抗；若能在末次输液至分娩 4 个月定期严格随访的患者，阿伦珠单抗亦可作为计划妊娠而病情高度活跃患者的替代治疗药物。哺乳期患者，由于其没有了雌激素的保护，有可能进入疾病较为活跃阶段，不建议人工哺乳，且产后应尽早开始疾病修饰药物治疗，以预防复发。

笔记

病例 25
视神经脊髓炎谱系疾病

病历摘要

【基本信息】

患者女性，24 岁。

主诉：纳差伴呕吐 3 个月，视物模糊、步态不稳 10 天。

现病史：患者 3 个月前无明显诱因渐出现食欲缺乏伴顽固性呕吐，非喷射性，无腹痛、腹泻，无口齿不清，无肢体乏力麻木，消化内科拟诊为反流性食管炎，行对症治疗无改善，具体治疗不详。10 天前出现视物模糊、步态不稳，无幻觉及力弱，无吞咽困难及呛咳，遂至我院就诊。

既往史：体健。

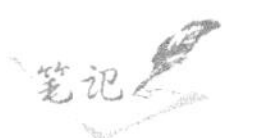

个人史：学生。无疫区接触史，否认传染病接触史。否认药物成瘾史。

月经婚育史：初潮年龄 15 岁，3 ～ 5 天 /28 ～ 30 天，末次月经 2022 年 4 月 1 日。未婚，未育。

家族史：父亲、母亲体健，独女。

【查体】

T 36.4 ℃，P 72 次 / 分，R 18 次 / 分，BP 120/68 mmHg。神志清楚，精神可，口齿清晰，对答流利，空间、时间定向力正常，记忆力、计算力正常，双眼视力下降，上半部视野丧失，双侧眼球外展受限，露白约 1 mm，水平眼球震颤（+），余脑神经无特殊，心率 72 次 / 分，心律齐，未闻及心前区杂音，双侧呼吸音清，未闻及啰音，腹软，无压痛及反跳痛，四肢肌力正常，肌张力、反射正常，双侧指鼻试验及跟膝胫试验稳准，Romberg 征睁眼及闭眼均不稳，双侧病理征未引出，无感觉平面。

【辅助检查】

血常规：白细胞计数 5.8×10^9/L，中性粒细胞百分比 74.1%，红细胞计数 3.38×10^{12}/L，血红蛋白 106.0 g/L，血小板计数 83.0×10^9/L。生化、血肌钙蛋白、凝血功能、自身抗体、肿瘤标志物未见异常。脑脊液常规、生化正常，IgG 寡克隆带阴性。CBA 法：血清 AQP4-IgG 阳性。视觉诱发电位检查示双侧 P100 波潜伏期略延长，波幅偏低。

颈胸腰段增强 MRI 检查未见异常信号。头颅 MRI：脑干背侧（以脑桥为著）对称性分布斑片状长 T_2 异常信号，FLAIR 序列呈高信号（图 25-1）。

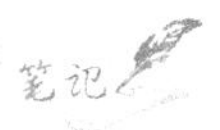

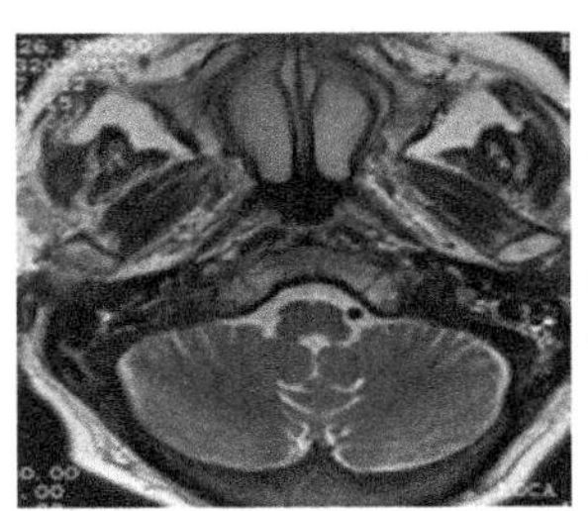
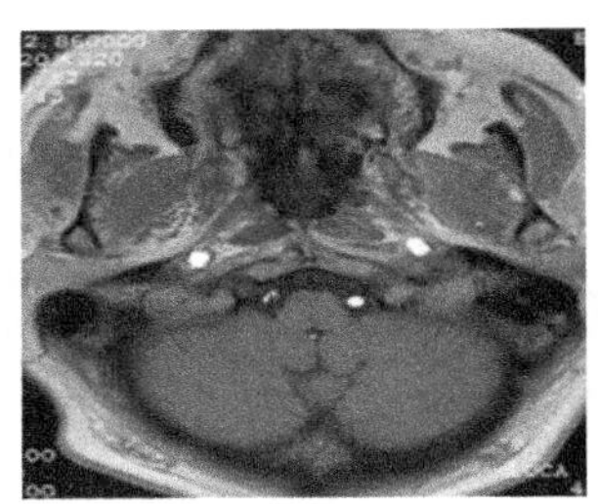
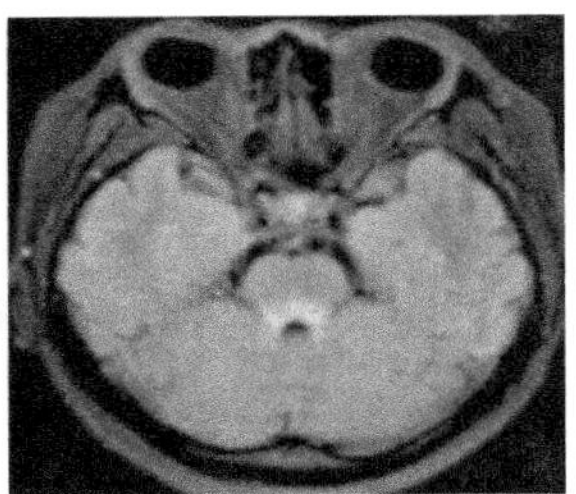

图 25-1　头颅 MRI

诊断与病例分析

一、病史特点归纳

1. 青年女性，慢性起病。

2. 纳差伴呕吐 3 个月，视物模糊、步态不稳 10 天。

3. 病情持续进展。

4. 既往体健。

二、初步诊断

视神经脊髓炎谱系疾病。

三、诊断依据

1. 青年女性，慢性起病。

2. 纳差伴呕吐 3 个月，视物模糊、步态不稳 10 天。

3. 查体：双眼视力下降，上半部视野丧失，双侧眼球外展受限，露白约 1 mm，水平眼球震颤（+），Romberg 征睁眼及闭眼均不稳。

4. 辅助检查：CBA 法示血清 AQP4-IgG 阳性；视觉诱发电位检查示双侧 P100 波潜伏期略延长，波幅偏低；颈胸腰段增强 MRI 检查未见异常信号；头颅 MRI 示脑干背侧（以脑桥为著）对称性分布斑片状长 T_2 异常信号，FLAIR 序列呈高信号。

笔记

四、鉴别诊断

1. 中枢神经系统炎性脱髓鞘病：髓鞘少突胶质细胞糖蛋白抗体相关疾病、多发性硬化、急性播散性脑脊髓炎等（多发性硬化是最常见的中枢神经系统炎性脱髓鞘疾病之一，其脊髓病变通常累及＜ 2 个椎体节段，脊髓的周边白质受累，呈局灶性，横断面上病灶一般＜ 50% 截面，一般边界清晰，极少或没有脊髓肿胀；大脑病变具有典型的直角脱髓鞘征，可累及皮层下的 U 形纤维；急性期病灶可见强化）。

2. 系统性自身免疫疾病：系统性红斑狼疮、干燥综合征等系统性自身免疫疾病均可以累及脊髓和脑，但影像学表现特异性较低，脑内病变常为累及基底节区的对称性改变，具有一定的特征性，严重者可累及脑干，鉴别诊断主要是依赖实验室检查。

3. 代谢中毒性疾病：中毒性视神经病、亚急性联合变性、肝性脊髓病、缺血缺氧性脑病等。

4. 遗传性疾病：Leber 视神经病、遗传性痉挛性截瘫、肾上腺脑白质营养不良等。

5. 肿瘤及副肿瘤相关疾病：脊髓胶质瘤、室管膜瘤、淋巴瘤、淋巴瘤样肉芽肿、脊髓副肿瘤综合征等。

6. 其他：颅底畸形、脊髓压迫症等短暂性脑缺血发作可以表现为神经功能缺损的症状，但通常持续数分钟后可自行缓解，一般很少超过 1 小时，不会超过 24 小时，影像学检查无病灶。

五、治疗原则及具体措施

治疗原则：视神经脊髓炎谱系疾病的治疗分为急性期治疗、序贯治疗（预防复发治疗）、对症治疗和康复治疗。

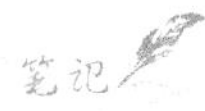

1. 急性期治疗

治疗目标：减轻急性期症状、缩短病程、改善残疾程度和防治并发症。

治疗人群：有客观临床及影像发作证据的急性发作期患者。

（1）糖皮质激素：静脉注射甲泼尼龙可促进视神经脊髓炎谱系疾病急性期患者神经功能恢复。

（2）血浆置换及免疫吸附：血浆置换的治疗机制是从血液循环中消除病理性 AQP4-IgG、补体和细胞因子。此外，还可引起抗体再分布的脉冲诱导和随后的免疫调节变化，改变细胞因子平衡和 Fc 受体活化的修饰。

（3）静脉注射免疫球蛋白：对大剂量甲泼尼龙冲击疗效不佳的患者，可能对视神经脊髓炎谱系疾病急性期残障功能恢复有益。

2. 序贯治疗

治疗目标：治疗药物分为单克隆抗体药物及免疫抑制剂两大类。按照循证证据级别及国内药物可及性推荐如下：利妥昔单抗、环孢素、硫唑嘌呤等。

3. 对症治疗

痛性痉挛：卡马西平、加巴喷丁、普瑞巴林、巴氯芬等药物。

慢性疼痛、感觉异常：阿米替林、普瑞巴林、5- 羟色胺选择性重摄取抑制剂及去甲肾上腺素再摄取抑制剂、去甲肾上腺素与特异性 5- 羟色胺能抗抑郁药物。

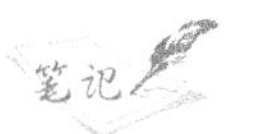

顽固性呃逆：巴氯芬。

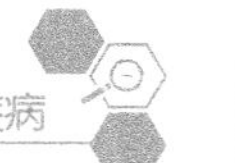

抑郁焦虑：5- 羟色胺选择性重摄取抑制剂、去甲肾上腺素再摄取抑制剂、特异性 5- 羟色胺能抗抑郁药及心理治疗。

乏力、疲劳：莫达非尼、金刚烷胺、氨吡啶（钾通道阻滞剂）。

震颤：盐酸苯海索、盐酸阿罗洛尔等药物。

膀胱直肠功能障碍：尿失禁可应用丙咪嗪、奥昔布宁、哌唑嗪、坦索罗辛等；尿潴留应导尿；便秘可用缓泻药，重者可给予灌肠处理。

认知障碍：胆碱酯酶抑制剂等。

肌张力增高：巴氯芬、A 型肉毒毒素。

其他：对于合并高胆固醇、高甘油三酯血症的患者，推荐他汀类药物降脂治疗。

4. 康复治疗及生活指导

视神经脊髓炎谱系疾病的康复治疗同样重要。对伴有肢体、吞咽等功能障碍的患者，应早期在专业医生的指导下进行相应的功能康复训练，在应用大剂量激素治疗时，避免过度活动，以免加重骨质疏松及股骨头负重。当激素减量到小剂量时，可鼓励活动，进行相应的康复训练。生活中保持心情愉快，戒烟，不饮酒，作息规律，合理饮食，保持适当户外阳光下活动，补充维生素 D 等。

专业问题解答

1. 视神经脊髓炎谱系疾病核心临床表现包括哪些？

答：视神经炎、急性脊髓炎、极后区综合征、急性脑干综合

征、急性间脑综合征和大脑综合征，同时具有与之相对应的影像学特征性表现。

2. 视神经炎临床及影像学特点？

答：急性起病，迅速达峰。多为双眼同时或相继发病，伴有眼痛、视功能受损，程度多严重：视野缺损，视力明显下降，严重者仅留光感甚至失明；眼眶 MRI 示病变节段多大于 1/2 视神经长度，视交叉易受累。急性期视神经增粗、强化，可合并视神经周围组织强化。缓解期视神经萎缩、变细，形成“双轨”征，也可以为阴性。

人文伦理相关问题：

小姑娘得了这个疾病对以后生育会有影响么？

答：视神经脊髓炎谱系疾病患者妊娠期复发的概率与非妊娠期相似；分娩或流产后的 0 ～ 6 个月复发率显著升高。年龄较小、AQP4-IgG 滴度较高和治疗不足的患者发生妊娠相关疾病的风险较高。对于育龄期患者，激素及人免疫球蛋白是安全的，其他免疫抑制剂及单克隆抗体药物尚缺乏充足临床循证数据，不推荐或谨慎使用。

笔记

病例 26
脑桥中央髓鞘溶解症

病历摘要

【基本信息】

患者男性，46 岁。

主诉：左侧肢体无力 1 个月，加重伴行为异常 2 天。

现病史：患者自 1 个月前出现左侧肢体力弱感，不能持重物，步态不稳，无明显肢体麻木，无口齿不清，无吞咽困难，不重视，一直未就诊，7 天前开始斋戒，进食量减少，2 天前患者出现左手持水杯掉落、浑身疲倦、下地行走困难，有烦躁、大喊大叫、答非所问情况，持续约 4 小时好转，好转后遗留反应慢，遂送到我院就诊。

既往史：有乙肝病史 40 年，未治疗。

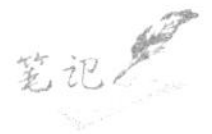

个人史：吸烟 20 年，每天 1 包，未戒；长期酗酒，每日饮白酒 2 ～ 3 两，未戒酒。初中学历，农民。无疫区接触史，否认传染病接触史。否认药物成瘾史。

婚育史：23 岁结婚，育有 1 子 1 女，均体健，配偶健在，家庭和睦。

家族史：父亲、母亲体健，1 弟体健。

【查体】

T 36.0 ℃，P 108 次 / 分，R 20 次 / 分，BP 120/58 mmHg。肝病面容，肝掌、蜘蛛痣阳性，全身皮肤黏膜、双侧巩膜黄染，神志清楚，精神可，口齿含糊，对答切题，定向力、近记忆力正常，瞳孔等大等圆，直径 2.5 mm，对光反射灵敏，眼球活动灵活到位，未及复视，额纹对称，鼻唇沟对称，示齿口角无歪斜，伸舌居中，心率 108 次 / 分，心律齐，未闻及心前区杂音，双侧呼吸音清，未闻及啰音，腹软，无压痛及反跳痛，脾大过中线，腹围 80 cm，肌力左侧 4 级、右侧 5 级，双侧指鼻不稳，跟膝胫试验睁眼、闭眼均不稳，Romberg 征睁眼、闭眼均不稳。感觉检查未见异常。四肢腱反射对称引出，双侧病理征未引出，双下肢水肿。

【辅助检查】

血常规：白细胞计数 2.76×10^9/L，红细胞计数 3.39×10^{12}/L，血红蛋白 117 g/L，血小板计数 57×10^9/L。血生化：血钠 132.4 mmol/L，血氯 97.4 mmol/L，血钾 4.77 mmol/L，血糖 27.87 mmol/L，血氨 27 μmol/L，血浆渗透压 304.55 mOsm/（kg · H_2O），总胆红素 53.7 μmol/L，直接胆红素 28.9 μmol/L，白蛋白 21.4 g/L，ALT 441 U/L，

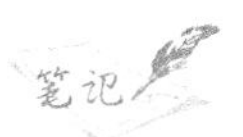

AST 478 U/L，血尿素 4.49 mmol/L，血肌酐 44.2 μmol/L。尿常规：尿糖（+），尿酮体（+）。糖化血红蛋白 12.6%；甲胎蛋白 2 ng/mL；HBV DNA 9.13×10^6 IU/mL。

腹部超声：肝硬化，脾大，腹水，门脉高压，胆囊壁增厚，脾－肾分流，双侧胸腔积液。脑电图：正常范围脑电图。头颅 MRI：脑桥斑片样异常信号（图 26-1）。MMSE 评分 28 分。

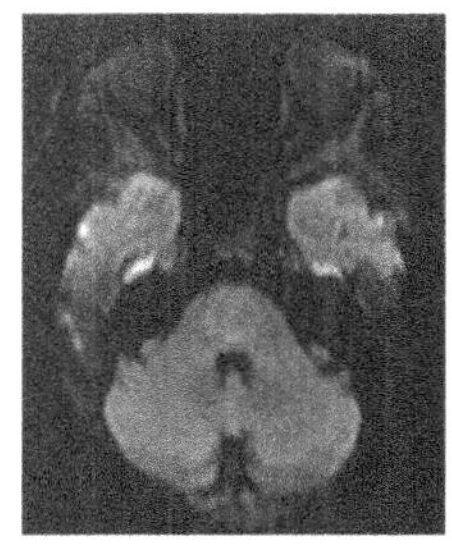
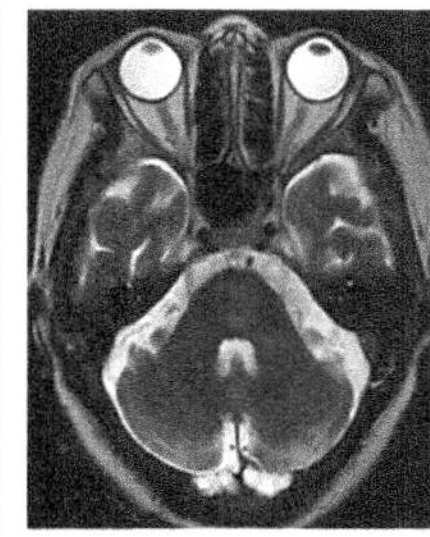
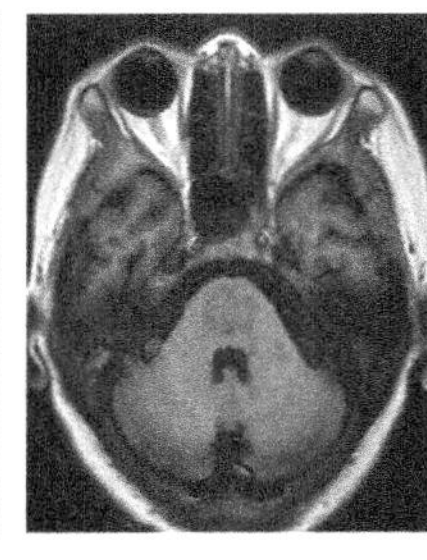
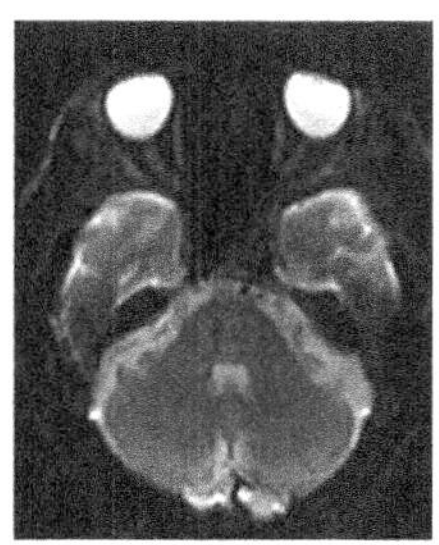

图 26-1　头颅 MRI：脑桥斑片样异常信号

诊断与病例分析

一、病史特点归纳

1. 中年男性，慢性起病。

2. 左侧肢体无力 1 个月，加重伴行为异常 2 天。

3. 病情有进展表现。

4. 既往有慢性乙型肝炎病史，未治疗。

5. 有长期吸烟史。

二、初步诊断

①脑桥中央髓鞘溶解症；②慢性乙型病毒性肝炎失代偿期，肝硬化，腹水；③ 2 型糖尿病。

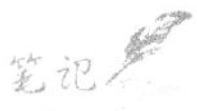

三、诊断依据

1. 脑桥中央髓鞘溶解症

（1）中年男性，慢性起病。

（2）左侧肢体无力 1 个月，加重伴行为异常 2 天。

（3）查体：口齿含糊，肌力左侧 4 级、右侧 5 级，双侧指鼻不稳，跟膝胫试验睁眼、闭眼均不稳，Romberg 征睁眼、闭眼均不稳。

（4）辅助检查：脑电图在正常范围；头颅 MRI 示脑桥斑片样异常信号。

2. 慢性乙型病毒性肝炎失代偿期，肝硬化，腹水

（1）既往有乙肝病史。

（2）查体：肝病面容，肝掌、蜘蛛痣阳性，全身皮肤黏膜、双侧巩膜黄染，脾大过中线，腹围 80 cm。

（3）辅助检查：血小板计数 57×10^9/L；总胆红素 53.7 μmol/L，直接胆红素 28.9 μmol/L，白蛋白 21.4 g/L，ALT 441 U/L，AST 478 U/L，HBV DNA 9.13×10^6 IU/mL；腹部超声：肝硬化，脾大，腹水，门脉高压，脾 – 肾分流，双侧胸腔积液。

3. 糖尿病：血糖 27.87 mmol/L，糖化血红蛋白 12.6%。

四、鉴别诊断

1. 脑桥基底部梗死：具有脑血管病危险因素，发病突然，常有头晕、眩晕、肢体麻木、瘫痪或意识障碍等神经缺损症状，且病灶符合脑血管分布，一般不出现脑桥对称性病灶。

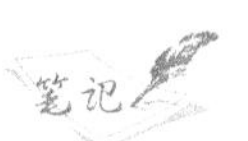

2.Wernicke 脑病：临床主要表现为眼部症状、共济失调和精

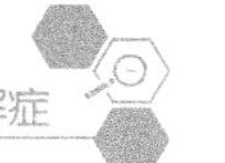

神障碍，影像学病变主要集中在丘脑、丘脑下部、乳头部和第三脑室，以及中脑导水管周围灰质和小脑等，头颅 CT 有助于鉴别，显示出血的高密度病灶。

3. 脑干肿瘤：通常为亚急性或慢性起病，可表现为局部颅神经受侵犯或偏瘫等症状，影像学可见占位性病变。

4. 多发性硬化：可有急性或亚急性起病的神经功能缺损症状，头颅 MRI 表现为脱髓鞘性质的病灶。

5. 脑干炎症 / 血管畸形 / 脓肿：有亚急性起病的神经功能缺损症状，可伴有发热、头痛，影像学表现各具特征。

五、治疗原则及具体措施

治疗原则：本病无特异性药物治疗，以预防为主，积极治疗原发病及对症支持治疗是关键。

1. 早期可试用甘露醇、大剂量激素冲击、血浆置换、静脉注射丙种球蛋白。

2. B 族维生素、神经营养药物等具有一定疗效。

3. 对电解质紊乱患者纠正电解质紊乱，避免快速纠正低钠。

4. 加强营养和护理。

5. 早期进行肢体运动康复或高压氧等治疗。

专业问题解答

1. 渗透性脱髓鞘综合征（osmotic demyelination syndrome，ODS）临床上可分为几种常见类型？常见的发病危险因素有哪些？

答：分为脑桥中央髓鞘溶解症（central pontine myelinolysis，

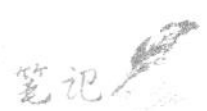

CPM）和脑桥外髓鞘溶解症（extrapontine myelinolysis，EPM）两种类型。常继发于其他严重危及生命的疾病，如慢性低钠血症的快速纠正、长期营养不良、慢性酒精中毒、肝肾移植、肝肾衰竭、恶性肿瘤等。其发病机制目前尚不明确，较认可的假设是各种原因造成的恶病质基础上伴有任何原因造成的电解质紊乱，特别是慢性低钠血症或低渗透压的快速纠正引起脑细胞脱水和继发神经损伤。

2. 本患者属何种类型？危险因素有哪些？

答：本患者属脑桥中央髓鞘溶解症。慢性肝病失代偿期，全身状态差；严重的低蛋白血症；高血糖；长期饮酒。

人文伦理相关问题：

患者出院后，针对存在的基础疾病，如何给患方具体宣教？

答：（1）注意休息：适当减少活动、避免劳累、保证充分的休息时间。

（2）饮食：以高热量、高蛋白和维生素丰富且易消化的食物为主，禁忌饮酒，忌用对肝有损害的药物，避免进食粗糙、坚硬的食物。

（3）心理干预：长期的疾病折磨常常使患者出现紧张、恐惧、焦虑等消极情绪，需通过健康教育，使患者充分了解自己疾病的病理知识和康复保健知识，帮助患者树立健康观念，自愿采取有利于健康的行为和生活方式，消除或减轻影响健康的危险因素，促进康复和提高生活质量。

（4）药物治疗：依据医嘱，规律口服治疗乙型病毒性肝炎的药物，定期复查。

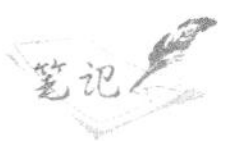

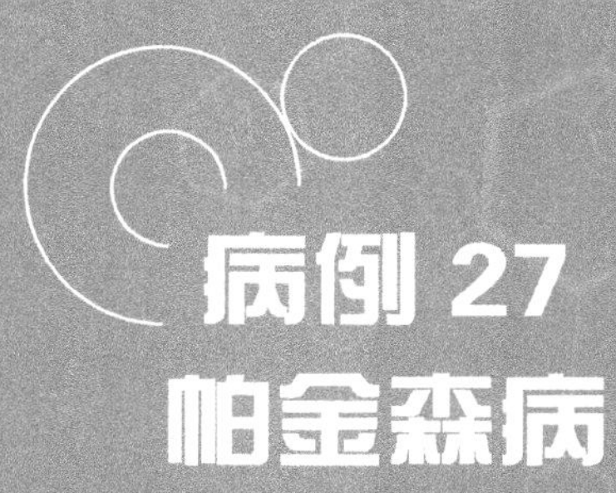

病例 27 帕金森病

病历摘要

【基本信息】

患者男性，68 岁。

主诉：右侧肢体震颤伴动作迟缓 3 年，加重 2 个月。

现病史：患者 3 年前无明显诱因出现动作迟缓，初起时位于右上肢，自觉有僵硬感，表现为扣扣子、拉拉链、写字不如以前灵活，同时伴有右上肢不自主震颤，静止时明显，当时不影响生活，无明显肢体乏力麻木，无言语不利，无饮水呛咳，无明显步态异常，无反应迟钝，无记忆力减退，无头晕、头痛等。当时未予以重视，未行诊治。其后上述症状持续存在，程度逐渐加重。一年前曾自服多巴丝肼片，自觉症状有所改善，

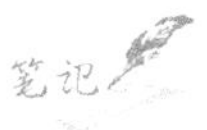

但仍存在，后未规律服用，自行停用。2个月前患者再次感到上述症状加重，并逐渐出现右下肢活动缓慢，伴僵硬感，自觉反应较前迟钝，无明显记忆力减退，无明显肢体乏力表现，症状持续，且逐渐加重，影响步行，患者数次感觉要跌倒，今为求进一步诊治，来我院门诊。患者发病以来神志清楚，精神可，睡眠欠佳，表现为不易入睡及早醒，且噩梦较多，便秘，2～3天排一次便，无排尿障碍。

既往史：无。

个人史：无吸烟史，偶有饮酒。初中学历，工人。无疫区接触史，否认传染病接触史。否认药物成瘾史。

婚育史：22岁结婚，育有2女，均体健，配偶健在，家庭和睦。

家族史：父母年老去世，死因不详，1妹患有高血压。

【查体】

T 36.7 ℃，P 75次/分，R 18次/分，BP 123/70 mmHg。神志清楚，精神可，口齿清晰，对答流利，瞳孔等大等圆，直径2.5 mm，对光反射灵敏，眼球活动灵活到位，未及复视，额纹对称，鼻唇沟无变浅，示齿无偏斜，伸舌居中，心率75次/分，心律齐，未闻及心前区杂音，双侧呼吸音清，未闻及啰音，腹软，无压痛及反跳痛。步入病房，小步态，右侧摆臂减少，上下肢肌力5级，右上肢肌张力齿轮样增高，右下肢肌张力铅管样增高，左侧上下肢肌张力无增高或减低，右侧可见不自主震颤，共济运动左侧协调、右侧迟缓，腱反射双侧对称，无明显增高或减低，四肢深浅感觉无明显异常，闭目站立正常，病理征未引出。

笔记

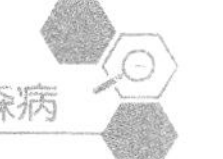

【辅助检查】

血常规：白细胞计数 4.3×10^9/L，中性粒细胞百分比 72.0%，红细胞计数 3.0×10^{12}/L，血红蛋白 112.0 g/L，血小板计数 150.0×10^9/L。急诊生化、血肌钙蛋白、凝血功能未见异常。心电图：窦性心律。头颅 CT：未见异常。头颅 MRI：脑白质变性（Fazekas 1 级）。

诊断与病例分析

一、病史特点归纳

1. 老年男性，慢性起病。

2. 右侧肢体震颤伴动作迟缓 3 年，加重 2 个月。

3. 未规律服药，病情有进展表现。

4. 无特殊既往史。

5. 一般情况：睡眠欠佳，表现为不易入睡及早醒，且噩梦较多，便秘，2 ～ 3 天排一次便。

二、初步诊断

①帕金森病；②贫血。

三、诊断依据

1. 帕金森病

（1）老年男性，慢性起病。

（2）右侧肢体震颤伴动作迟缓 3 年，加重 2 个月。

（3）曾服用多巴丝肼有效，未规律服药后有病情进展表现。

（4）查体：小步态、摆臂减少，右上肢肌张力齿轮样增高，

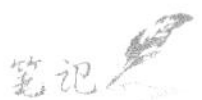

右下肢肌张力铅管样增高，右上肢不自主震颤，右侧共济迟缓。

（4）辅助检查：头颅 MRI 示脑白质变性（Fazekas 1 级）。

2. 贫血：血常规示血红蛋白 112.0 g/L。

四、鉴别诊断

1. 继发性帕金森综合征：多有明确病因可寻，如感染、药物、中毒、脑动脉硬化、外伤等。

2. 伴发其他神经变性的帕金森综合征：除帕金森症状外，多伴有其他征象，如不自主运动、垂直性眼球凝视障碍（进行性核上性麻痹）、小脑性共济失调、早期出现严重的痴呆和视幻觉（路易体痴呆）、K-F 环阳性（肝豆状核变性）、皮质复合感觉缺失和锥体束征（皮质基底节变性）等。另外，这些疾病伴发的帕金森症状，多以少动、强直为主，震颤少见，多为双侧起病，对左旋多巴不敏感。

3. 原发性震颤：1/3 有家族史，各年龄段均可发病，姿势性或动作性震颤为唯一表现，无肌强直或运动迟缓，饮酒或服用普萘洛尔后震颤可显著减轻。

4. 抑郁症：可伴有表情贫乏、言语单调、随意运动减少，但无肌强直和震颤，抗抑郁治疗有效。

5. 脑血管病：本病例单侧起病，目前症状位于单侧，需与脑血管病鉴别，但脑血管病起病较急，短期内达到高峰，其后可逐渐改善，且不伴有震颤表现，本患者无明显肢体乏力症状，可鉴别。

五、治疗原则及具体措施

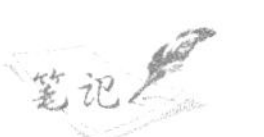

治疗原则：药物治疗以最小剂量达到最佳疗效，治疗过程中

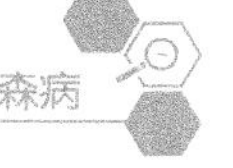

以症状改善、能自理生活为基准，选用适当药物联合使用，突出个体化治疗，延缓疾病进展。

1. 药物治疗：多巴丝肼、多巴胺受体激动剂如普拉克索等、MAO-B 抑制剂如司来吉兰或雷沙吉兰、COMT 抑制剂如恩他卡朋及促多巴胺释放剂金刚烷胺等，本患者为老年男性，尽量避免应用抗胆碱能药。

2. 配合康复及心理治疗。

3. 可建议必要时手术治疗。

专业问题解答

1. 中国帕金森病诊断标准中的警示征象有哪些？

答：①发病后 5 年内出现的快速进展的步态障碍，以致需要经常使用轮椅；②运动症状或体征在发病后 5 年内或 5 年以上完全不进展；③发病后 5 年内出现球部功能障碍，表现为严重的发音困难、构音障碍或吞咽困难；④发病后 5 年内出现吸气性呼吸功能障碍；⑤发病后 5 年内出现严重的自主神经功能障碍，比如直立性低血压、尿潴留或尿失禁等；⑥发病后 3 年内由平衡障碍导致反复跌倒（＞1 次 / 年）；⑦发病后 10 年内出现不成比例的颈部前倾或手足挛缩；⑧发病后 5 年内不出现任何一种常见的非运动症状，比如嗅觉障碍、睡眠障碍、自主神经功能障碍、精神障碍；⑨出现其他原因不能解释的锥体束征；⑩起病或病程中表现为双侧对称性的帕金森综合征症状，没有任何侧别优势，且客观体检亦未观察到明显的侧别优势。

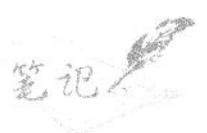

2. 经过多巴治疗数年的患者出现不自主舞蹈样、肌张力障碍样动作，是发生了什么症状？该症状分哪几种形式？如何治疗？

答：发生了异动症。分3种形式：①剂峰异动，出现在血药浓度高峰期，可适当减少左旋多巴单次剂量或改控释为常释，加金刚烷胺或氯氮平；②双相异动，发生在剂末和剂初，剂初可通过改左旋多巴控释为常释，加长效受体激动剂或COMT抑制剂可改善剂末异动，也可改善剂初异动；③肌张力障碍，表现为足或小腿痛性肌痉挛，多发生在清晨服药前，可在睡前服用复方左旋多巴控释剂或长效受体激动剂，或在起床前服用多巴丝肼。

人文伦理相关问题：

1. 患者及家属认为帕金森病既然无法治愈，就不要浪费钱吃药了，该怎样宣教？

答：帕金森病虽无法治愈，但通过合理的治疗可以改善症状，有效改善生活质量以避免许多并发症的产生，如果不治疗可能很早就会丧失劳动力和生活自理能力，给患者和家庭都会带来沉重的负担，因而还是需要积极配合治疗。

2. 患者不规律服用药物，家属也不了解患者的服药情况，该怎么宣教？

答：帕金森病患者如果不规律服药可能无法达到较好的治疗效果，甚至可能因为多服、漏服带来严重并发症，且帕金森病治疗个体差异比较大，有不同的方案，如果无法获得患者的服药及其对应的症状变化情况，医生将无法给出合理的药物调整方案。

笔记

3. 患者迫切要求手术，认为手术能够解决所有问题，如何向患者解释？

答：手术治疗是帕金森病治疗的一个重要组成部分，但并不是所有的患者都适合采取手术治疗，需要经过全面的评估。一般对于发病 5 年以上，曾对多巴反应良好，运动症状尤其是震颤明显的患者，可以考虑推荐手术治疗，如有其他合并症状，需谨慎考虑。并且手术本身可能存在一定的风险，也可能带来一定的并发症，需谨慎选择。

笔记

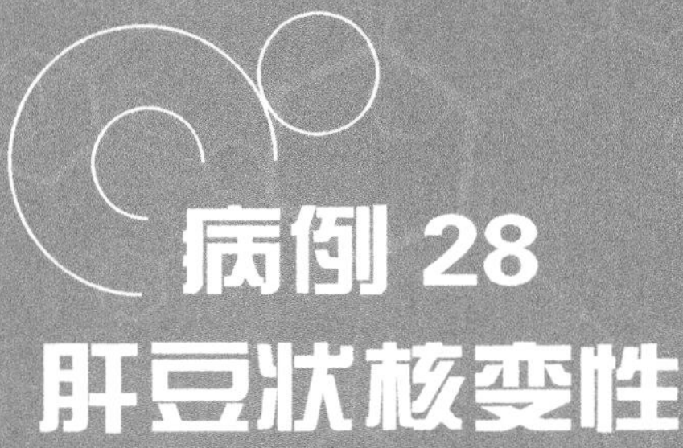

病例 28
肝豆状核变性

病历摘要

【基本信息】

患者男性，21 岁。

主诉：动作迟缓 3 年，加重伴言语减少 2 个月。

现病史：患者 3 年前无明显诱因出现动作迟缓，首先出现在双下肢，其后双上肢及躯干也出现此症状，双侧对称，自觉肢体僵硬，迈步较小，时有双上肢不自主震颤，做动作时明显，症状持续，逐渐加重。并逐渐出现言语含糊，不能吞咽较大块食物。偶有答非所问，无明显自发胡言乱语，自觉无明显肢体乏力麻木，无意识障碍，无肢体抽搐，无大小便失禁等。反复就诊于当地医院，未予明确诊断，曾服用多巴丝肼片，未见明显改善后停用。

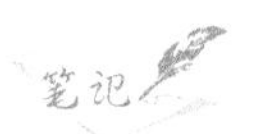

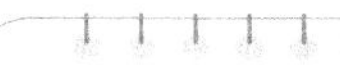

2个月前，患者上述症状加重，自觉全身乏力，并同时出现言语减少，反应较前迟钝，对周围事情兴趣降低，并出现食欲下降、活动减少，2个月来上述症状逐渐加重，今为求进一步诊治，来我院门诊。

既往史：无。

个人史：无烟酒史。高中学历，无业。无疫区接触史，否认传染病接触史。否认药物成瘾史。

婚育史：未婚未育。

家族史：父亲、母亲体健，1弟体健。家族中没有类似表现的患者。

【查体】

T 37.0 ℃，P 80 次 / 分，R 18 次 / 分，BP 120/76 mmHg。身高 163 cm，瘦小。神志清楚，精神可，口齿含糊，反应稍迟钝，言语少，瞳孔等大等圆，直径 2.5 mm，对光反射灵敏，双眼角膜周围见 K-F 环（呈绿褐色），眼球活动灵活到位，未及复视，额纹对称，鼻唇沟居中，示齿口角无歪斜，伸舌居中，心率 80 次 / 分，心律齐，未闻及心前区杂音，双侧呼吸音清，未闻及啰音，腹软，无压痛及反跳痛。步入病房，小步态，四肢肌力 5－级，四肢肌张力增高，共济运动双侧协调，四肢腱反射对称正常，四肢深浅感觉无明显异常，闭目站立正常，直线行走尚可，病理征未引出。

【辅助检查】

血常规：白细胞计数 4.3×10^9/L，中性粒细胞百分比 68.0%，红细胞计数 3.2×10^{12}/L，血红蛋白 115.0 g/L，血小板计数

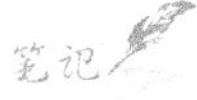

$116.0 \times 10^9/L$。急诊生化：AST 120 IU/L，ALT 156 IU/L，血肌钙蛋白、凝血功能未见异常。血清铜蓝蛋白：0.07 g/L。心电图：窦性心律。头颅 CT：双侧豆状核区低密度灶。腹部超声：肝脏轻度增大。

诊断与病例分析

一、病史特点归纳

1. 青年男性，慢性起病。

2. 动作迟缓 3 年，加重伴言语减少 2 个月。

3. 病情有进展表现。

4. 无既往史。

5. 无明确家族史。

二、初步诊断

肝豆状核变性。

三、诊断依据

1. 青年男性，慢性起病。

2. 动作迟缓 3 年，加重伴言语减少 2 个月。

3. 无既往史，无明确家族史。

4. 查体：体格瘦小，口齿含糊，反应稍迟钝，言语少，双眼角膜周围见 K-F 环（呈绿褐色），小步态，四肢肌力 5 – 级，四肢肌张力增高。

5. 辅助检查：急诊生化示 AST 120 IU/L，ALT 156 IU/L，血肌钙蛋白、凝血功能未见异常。血清铜蓝蛋白为 0.07 g/L。头颅

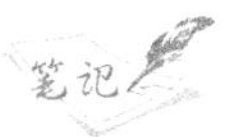

CT 示双侧豆状核区低密度灶。腹部超声示肝脏轻度增大。

四、鉴别诊断

1. 帕金森病：以肢体僵硬、抖动起病，起病年龄相对较大，不伴有肝脏损害，无早期反应迟钝或精神、行为异常，无 K-F 环，无铜蓝蛋白变化，对多巴制剂反应较好。

2. 亨廷顿病：以舞蹈样动作为表现，肌张力多降低，精神障碍以抑郁表现为主，家族阳性多见，无 K-F 环，无铜蓝蛋白变化。

3. 肝硬化：可有长期肝脏疾病史，以肝损伤表现为主，症状加重伴有肝性脑病时可出现肢体震颤，无明显肌张力变化，无 K-F 环，无铜蓝蛋白变化。

4. 原发性肌张力障碍：以肌张力障碍表现起病，多不伴有精神及智力障碍，不伴有肝损伤，无 K-F 环及铜蓝蛋白变化。

5. 精神分裂症：以精神障碍起病，部分可伴有肢体僵硬，多不伴有肝损伤，无 K-F 环及铜蓝蛋白变化。

五、治疗原则及具体措施

治疗原则：目前没有特效治愈药物，治疗原则主要为早发现，早诊断，早治疗，早控制饮食，预防并发症发生。

1. 低铜饮食：应尽量避免食用含铜多的食物，如坚果、巧克力、豆制品、动物内脏和血。

2. 阻止铜吸收：①锌剂：竞争抑制铜在肠道的吸收，促进粪铜排泄。②四巯钼酸铵：在肠黏膜形成铜与白蛋白的复合物，减少肠道对铜的吸收，促进铜排出。

3. 促进排铜：① D- 青霉胺：是治疗肝豆状核变性的首选药

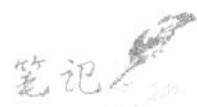

物，络合血液中过量的铜，消除游离铜的毒性，首次应用需做皮试，需终生用药。②三乙基四胺：药理作用同 D- 青霉胺。③二巯丁二钠：络合铜离子，形成硫醇化合物从尿中排出。

4. 中药治疗：大黄、黄连、鱼腥草等利尿排铜。

5. 对症治疗：对症肌强直及震颤可用金刚烷胺或苯海索，症状明显者可加用复方左旋多巴，并依据精神症状可酌情加用抗精神病药物、抗抑郁药物、促智药，无论有无肝损伤均需进行护肝治疗。

6. 手术治疗：如果出现严重的脾功能亢进或者是急性肝衰竭，需要进行外科手术，包括脾切除和肝移植。

专业问题解答

1. 肝豆状核变性的病理改变主要累及哪些部位？

答：肝、脑、角膜。肝脏外表面及切面均可见大小不等的结节或假小叶，类似肝硬化表现；脑部以壳核最明显，其次是苍白球及尾状核，大脑皮质亦可受损；角膜边缘后弹力层及内皮细胞质内，有棕黄色的细小铜颗粒沉积。

2. 除血清铜蓝蛋白以外，还有哪些铜相关检测对该病诊断有意义？

答：①血清铜：Wilson 病中血清铜降低，但和病情、治疗效果无关；②尿铜：24 小时尿铜显著增加，服用排铜药物后可更高，青霉胺负荷试验以后可更显著增高；③肝铜：被认为是诊断 Wilson 病的金标准之一。

笔记

人文伦理相关问题：

1. 患者还有 1 名 10 岁的弟弟，对患者父母应该有什么样的建议？

答：肝豆状核变性被认为是一种遗传性铜代谢障碍疾病，因其可通过饮食控制减少铜摄入进而改善病情，如家中有兄弟姐妹，建议完善基因检查，如有阳性发现可早期采取饮食控制等措施减少对肝脏、神经等的损害。

2. 对患者的饮食应该做什么样的宣教？

答：肝豆状核变性是一种铜代谢障碍疾病，故应采取低铜饮食，合理的饮食对缓解疾病有较重要作用。应避免食用含铜多的食物，如坚果、巧克力、豌豆、蚕豆、玉米、香菇、贝壳、各种动物的肝及血等。

笔记

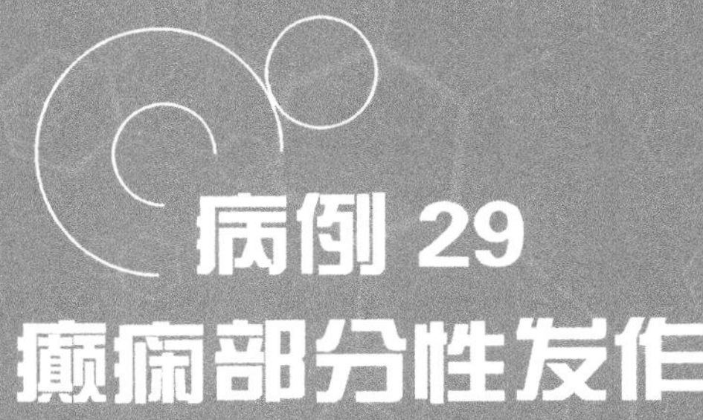

病例 29 癫痫部分性发作

病历摘要

【基本信息】

患者男性，35 岁。

主诉：发作性右侧肢体抽搐 2 周，再发 2 天。

现病史：患者 2 周前夜间 3 点钟左右在睡眠中突发右侧肢体抽搐，数秒钟后全身抽搐，伴双眼上翻、口吐白沫，持续 1 分钟左右后停止，1 小时后逐渐醒来，醒后无法回忆，当时未就诊，2 天前夜间睡眠时再发，为进一步诊治，遂送到我院门诊。

既往史：体健，10 年前有车祸外伤头部手术史。

个人史：不吸烟，不喝酒。初中学历，职员。无疫区接触史，否认传染病接触史。否认药物成瘾史。

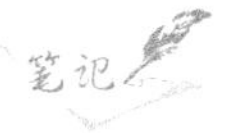

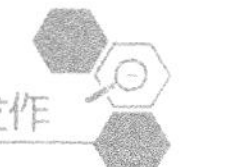

婚育史：23 岁结婚，育有 1 子 1 女，均体健，配偶健在，家庭和睦。

家族史：父亲、母亲体健，独生子女。

【查体】

T 37.0 ℃，P 78 次 / 分，R 18 次 / 分，BP 135/77 mmHg。神志清楚，精神可，口齿清晰，对答流利，瞳孔等大等圆，直径 2.5 mm，对光反射灵敏，眼球活动灵活到位，未及复视，额纹对称，示齿口角无歪斜，伸舌居中，心率 78 次 / 分，心律齐，未闻及心前区杂音，双侧呼吸音清，未闻及啰音，腹软，无压痛及反跳痛，四肢肌力 5 级，共济运动协调，四肢腱反射对称正常，四肢深浅感觉无明显异常，闭目站立正常，直线步态不稳，病理征未引出。

【辅助检查】

颅脑 MRI 平扫 + 增强（3.0T）：左侧额叶、颞叶软化灶伴邻近脑白质变性；余所示颅脑增强 MRI 未见明显异常。请结合临床，建议复查。脑电图：轻 – 中度异常脑电图（左侧半球慢活动增多）。

诊断与病例分析

一、病史特点归纳

1. 青年男性，急性起病。
2. 发作性右侧肢体抽搐 2 周，再发 2 天。
3. 反复发作，时间短暂，表现刻板。
4. 既往有头部外伤手术史。

笔记

二、初步诊断

癫痫部分性继发全面性发作。

三、诊断依据

1. 青年男性，急性起病。

2. 发作性右侧肢体抽搐 2 周，再发 2 天。

3. 反复发作，时间短暂。

4. 既往有头部外伤手术史。

5. 头颅增强 MR：左侧额叶、颞叶软化灶伴邻近脑白质变性。脑电图：轻 – 中度异常脑电图（左侧半球慢活动增多）。

四、鉴别诊断

1. 短暂性脑缺血发作：可以表现为神经功能缺损的症状，但通常持续数分钟后可自行缓解，一般很少超过 1 小时，不会超过 24 小时，影像学无病灶。

2. 晕厥：短暂性全脑灌注不足，导致短时间意识丧失和跌倒，偶可引起肢体强直阵挛性抽动或尿失禁，晕厥引起的意识丧失极少超过 15 秒，之后意识迅速恢复并完全清醒，不伴发作后的意识模糊，除非脑缺血时间过长，具有自限性，无须抗癫痫药治疗。患者发作后，意识模糊状态高度提示癫痫发作，躯体抽动和尿失禁并不一定提示痫性发作，也可见于血管迷走性晕厥及其他原因引起的晕厥。

3. 假性癫痫发作：是一种非癫痫性发作性疾病，可有运动、感觉和意识模糊等类似癫痫发作的症状，常有精神诱因，具有表演性，射频脑电图有助于鉴别。

笔记

五、治疗原则及具体措施

治疗原则：消除病因、控制发作、保持精神、神经功能的正常，对患者应进行整体的治疗，包括病因治疗、药物治疗、心理治疗及手术治疗等。

1. 患者有明确病因，但病因不能根除，药物控制即可。患者二次发作，可启动药物干预。

2. 药物选择：卡马西平、左乙拉西坦、拉莫三嗪等。首先选择一类药物，从小剂量开始逐渐增加用量，达到最大的耐受量后，如果效果不好可以再换另外一种抗癫痫药物或者联合另外一种抗癫痫药物使用。

3. 坚持用药：癫痫用药的原则是在癫痫控制不发作 2 ～ 3 年后，脑电图正常时，才可以考虑减量。

4. 在经过正规的药物治疗 2 ～ 3 年后，药物治疗效果不佳且仍反复发作，成为难治性癫痫，则可考虑手术治疗。

5. 心理干预。

专业问题解答

1. 部分性发作的分型有哪些？

答：部分性发作可分为单纯部分性、复杂部分性和部分继发全面性 3 种类型。

2. 单纯部分性发作和复杂部分性发作有什么区别？

答：单纯部分性发作除具有癫痫发作的共性外，发作时意识始终存在，发生后患者可复述发作的细节是单纯部分性发作的主

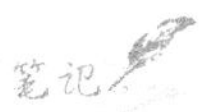

要特征；复杂部分性发作的主要特征是有意识障碍，患者对外界刺激没有反应，发作后有不能或部分不能复述的细节。

人文伦理相关问题：

1. 西药不良反应大，想吃中药可以吗？

答：不可以，中药、西药均有不良反应，截至目前尚未有证据证明中药有抗癫痫作用。

2. 上班远，每天需要开车，还能继续开车吗？

答：不可以，驾驶途中发作有引发交通事故的风险。

3. 癫痫大发作时，家属在旁边需要按住患者肢体吗？

答：不需要，家属只需要负责清理周围环境以防患者撞上硬物即可，2 分钟大发作不停止及时拨打“120”急救电话。

笔记

病例 30 癫痫持续状态

病历摘要

【基本信息】

患者男性，75 岁。

主诉：四肢抽搐伴意识不清 15 小时余。

现病史：患者于 15 小时前在家中无明显诱因出现四肢抽搐，伴意识不清，持续 5 分钟后停止，后出现言语不利，表现为发音障碍，伴反应迟钝，无大小便失禁，无畏寒、发热等不适。遂至我院急诊就诊，到急诊后上述症状再次发作，给予丙戊酸钠针、地西泮针对症治疗。现为进一步诊疗收住我科。

既往史：高血压病史数年，目前给予厄贝沙坦片 75 mg /d 降压，自诉血压控制可。

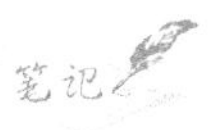

个人史：每天吸烟20支，烟龄40余年；每天喝白酒3两，喝酒40余年。初中学历，退休。无疫区接触史，否认传染病接触史。否认药物成瘾史。

婚育史：23岁结婚，育有1子3女，均体健，配偶健在，家庭和睦。

家族史：父母年老去世，死因不详。

【查体】

T 36.7 ℃，P 78次/分，R 18次/分，BP 113/67 mmHg。神志清楚，精神可，反应迟钝，双侧瞳孔等大等圆，对光反射灵敏，眼球活动无特殊，额纹对称，伸舌居中，鼻唇沟对称，示齿口角无歪斜，颈软，两肺呼吸音清，未闻及干湿啰音，心率78次/分，心律齐，未闻及杂音，腹平软，剑突下无压痛，无反跳痛，双下肢无水肿。四肢肌张力无增高或减低，四肢肌力5级，深浅感觉无特殊。双侧共济活动不合作，Romberg征阴性。右侧腱反射减弱，双侧Hoffmann征阴性，双侧Babinski征未引出，Kernig征阴性。

【辅助检查】

颅脑+胸部CT平扫：①右侧颞叶软化灶可能，建议必要时进一步行MRI检查。②两侧慢性支气管炎症改变，VP-1类，请结合临床；两肺多发小结节；建议必要时复查。脑电图：双侧大脑半球广泛高波幅慢波（癫痫发放）。

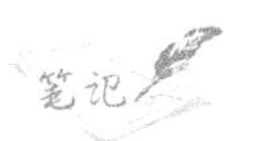

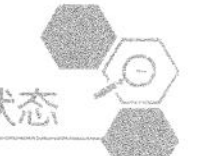

诊断与病例分析

一、病史特点归纳

1. 老年男性，急性起病。

2. 四肢抽搐伴意识不清 15 小时余。

3. 呈发作性、短暂性，时间 5 分钟。

4. 抗癫痫药物控制后好转。

5. 有长期饮酒史。

二、初步诊断

①癫痫持续状态；②高血压。

三、诊断依据

1. 老年男性，急性起病。

2. 四肢抽搐伴意识不清 15 小时余。

3. 呈发作性、短暂性，时间 5 分钟。

4. 抗癫痫药物控制后好转。

5. 辅助检查：参考病历摘要辅助检查内容。

四、鉴别诊断

1. 短暂性脑缺血发作：可以表现为神经功能缺损的症状，但通常持续数分钟后可自行缓解，一般很少超过 1 小时，不会超过 24 小时，影像学无病灶。

2. 晕厥：短暂性全脑灌注不足，导致短时间意识丧失和跌倒，偶可引起肢体强直阵挛性抽动或尿失禁，晕厥引起的意识丧失极少超过 15 秒，之后意识迅速恢复并完全清醒，不伴发作后的意识模糊，除非脑缺血时间过长，具有自限性，无须抗癫痫药治疗。

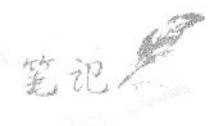

患者发作后，意识模糊状态高度提示癫痫发作，躯体抽动和尿失禁并不一定提示痫性发作，也可见于血管迷走性晕厥及其他原因引起的晕厥。

3. 假性癫痫发作：是一种非癫痫性发作性疾病，可有运动、感觉和意识模糊等类似癫痫发作的症状，常有精神诱因，具有表演性，射频脑电图有助于鉴别。

五、治疗原则及具体措施

治疗原则：保持生命体征和内环境稳定，终止呈持续状态的癫痫发作，寻找并尽可能根除病因和诱因，处理并发症。

1. 启动急救治疗，具体包括保持气道通畅、监测呼吸及循环、进行心电监护、建立静脉通路等。

2. 终止发作，首选地西泮或劳拉西泮。

3. 如需持续用药，可选择丙戊酸钠、左乙拉西坦、苯巴比妥针等。如仍有发作，可使用咪达唑仑、丙泊酚等药物，同时予以脑电监测。

4. 对症支持治疗。

专业问题解答

1. 癫痫持续状态的定义是什么？

答：传统上认为癫痫全身性发作在两次发作间期意识不清楚，单次持续发作超过 30 分钟或 30 分钟内反复发作，且发作间期功能未恢复；目前认为一次发作超过 5 分钟或≥ 2 次发作且发作间期意识未恢复到基线水平就是癫痫持续状态。

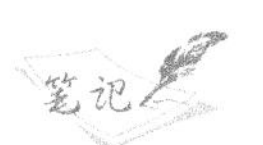

2. 癫痫常见病因有哪些?

答：脑肿瘤；脑外伤；中枢神经系统感染；脑血管疾病；皮质发育障碍等。

人文伦理相关问题：

1. 西药不良反应大，想吃中药可以吗?

答：不可以，中药、西药均有不良反应，截至目前尚未有证据证明中药有抗癫痫作用。

2. 上班远，每天需要开车，还能继续开车吗?

答：不可以，驾驶途中发作有引发交通事故的风险。

3. 癫痫大发作时，家属在旁边需要按住患者肢体吗?

答：不需要，家属只需要负责清理周围环境以防患者撞上硬物即可，2 分钟大发作不停止及时拨打“120”急救电话。

笔记

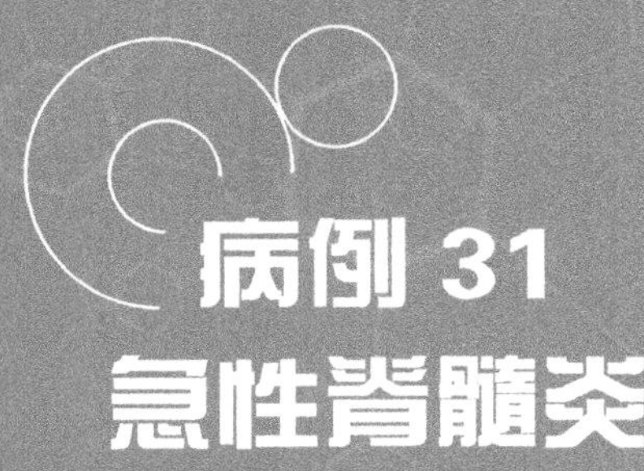

病例 31 急性脊髓炎

病历摘要

【基本信息】

患者女性，73 岁。

主诉：双下肢麻木 5 天。

现病史：患者 5 天前在家中无明显诱因出现双下肢麻木，表现为步态不稳，走路有踩棉花感，伴下肢异常疼痛，大小便无知觉，无头痛、头晕，无恶心呕吐，无口齿不利，无意识丧失，无面部或肢体抽搐。症状缓慢加重，遂来我院就诊，查胸椎 MR 平扫示 $T_{2\sim5}$ 椎体水平胸髓肿胀伴信号异常，胸椎轻度退行性变。今因症状持续存在，为求进一步诊疗，予收住入院。

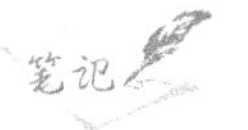

既往史：高血压病史 10 年，服用厄贝沙坦片 75 mg/d 控制

血压。

个人史：无烟酒嗜好，初中文化。

婚育史：26 岁结婚，生育 2 子，均体健，配偶健在，家庭和睦。

家族史：父母年老去世，死因不详。

【查体】

T 36.5 ℃，P 76 次 / 分，R 18 次 / 分，BP 125/74 mmHg。神志清楚，精神可，对答切题，双侧瞳孔等大等圆，对光反射灵敏，眼球活动无特殊，额纹对称，伸舌居中，鼻唇沟对称，示齿口角无歪斜，颈软，颈静脉无充盈，两肺呼吸音清，未闻及干湿啰音，心率 76 次 / 分，心律齐，未闻及杂音，腹平软，剑突下无压痛，无反跳痛，肝脾肋下未触及，移动性浊音阴性，双下肢无水肿。四肢肌张力无增高或减低，四肢肌力 5 级，双侧 T_4 以下浅感觉异常，痛觉过敏，深感觉减退，复合感觉减退。双侧共济活动协调，Romberg 征阴性。双侧腱反射正常，双侧 Hoffmann 征阴性，双侧 Babinski 征未引出，Kernig 征阴性。

【辅助检查】

胸椎 MRI 平扫：$T_{2 \sim 5}$ 椎体水平胸髓肿胀伴信号异常。胸椎轻度退行性变。脑脊液常规：潘氏试验弱阳性。脑脊液生化：乳酸脱氢酶 48 U/L，微量白蛋白 0.308 g/L，微量总蛋白 0.674 g/L。AQP4 抗体：阳性（1 ∶ 1000）。

笔记

诊断与病例分析

一、病史特点归纳

1. 老年女性，急性起病。

2. 双下肢麻木 5 天。

3. 病情逐步进展。

4. 既往有高血压病史。

二、初步诊断

①急性脊髓炎（AQP4＋视神经脊髓炎谱系疾病）；②高血压。

三、诊断依据

1. 老年女性，急性起病。

2. 双下肢麻木 5 天。

3. 病情逐步进展。

4. 既往有高血压病史。

5. 双侧 T_4 以下浅感觉异常，痛觉过敏，深感觉减退，复合感觉减退。

6. 胸椎 MR 平扫：$T_{2\sim5}$ 椎体水平胸髓肿胀伴信号异常，胸椎轻度退行性变。脑脊液常规：潘氏试验弱阳性。脑脊液生化：乳酸脱氢酶 48 U/L，微量白蛋白 0.308 g/L，微量总蛋白 0.674 g/L。AQP4 抗体：阳性（1 ∶ 1000）。

四、鉴别诊断

1. 脊髓血管病：脊髓前动脉综合征很容易和急性脊髓炎相混淆，其病变水平相应部位出现根痛，短时间发生截瘫，出现痛温觉缺失、尿便障碍，但深感觉保留。脊髓出血临床少见，由脊髓

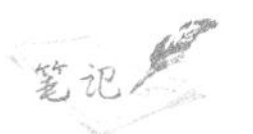

外伤或血管畸形引起。起病急骤，迅速出现剧烈背痛、截瘫和括约肌功能障碍。腰椎穿刺抽取脑脊液为血性，脊髓 CT 可见出血部位高密度影，脊髓 DSA 可发现脊髓血管畸形。

2. 急性硬脊膜外脓肿：可出现急性脊髓横贯性损害，病前常有身体其他部位的化脓性感染，病原菌经血行或邻近组织蔓延至硬膜外形成脓肿。在原发感染数日或数周后突然起病，出现头痛、发热、周身无力等感染中毒症状，常伴根痛、脊柱叩痛。外周血白细胞数增多；椎管梗阻，脑脊液细胞数和蛋白含量明显增高；CT、MRI 有助于诊断。

3. 脊髓压迫（如脊柱结核或转移性肿瘤）：均可引起椎体骨质破坏和塌陷，压迫脊髓出现急性横贯性损害。脊柱结核常有低热、纳差、消瘦、萎靡、乏力等全身中毒症状和其他结核病灶，病变脊柱棘明显突起或后凸成角畸形，脊柱 X 线检查可见椎体破坏、椎间隙变窄和椎旁有寒性脓肿阴影等典型改变。专一性肿瘤在老年人中多见，X 线检查可见椎体破坏，如找到原发病灶可确诊。

五、治疗原则及具体措施

治疗原则：早期诊断，早期治疗，早期行康复锻炼是关键，减少残疾和后遗症的发生。

1. 激素治疗：脊髓炎急性期可以使用激素等药物进行冲击治疗，可以减轻脊髓水肿，更好地恢复患者的功能，减轻后遗症。这种治疗主要是针对自身免疫介导的急性脊髓炎在急性期的治疗方式。

2. 静脉注射免疫球蛋白、血浆置换：如果存在激素使用禁忌，可以考虑使用静脉注射免疫球蛋白或者血浆置换等手段对脊髓炎进行治疗。

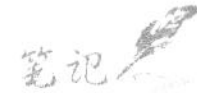

3. 疾病修正药物：在治疗脊髓炎的同时，可能还需要进行相关抗体的检测，如进行 AQP4 抗体的检测，也就是血和脑脊液的 AQP4 检测，还有 NMO-IgG、MOG 等抗体的检测。如果相关抗体呈阳性，通常提示除了脊髓炎之外，患者可能存在视神经脊髓炎谱系疾病。急性期除了使用激素冲击治疗之外，可能还要考虑后续选择疾病修正药物治疗患者的脊髓炎。

4. 积极康复治疗。

专业问题解答

1. 急性脊髓炎和脊髓血管病如何鉴别?

答：脊髓血管病起病更急，深感觉保留，磁共振可见典型表现，增强不明显，脊髓炎磁共振示斑片状强化。

2.AQP4 阳性脊髓炎和普通脊髓炎治疗有什么区别?

答：AQP4 阳性脊髓炎需要长期免疫抑制治疗以预防复发。

人文伦理相关问题：

1. 脊髓炎会留有后遗症吗?

答：多数会有后遗症，所以早期诊断、早期治疗、早期康复很重要。

2. 脊髓炎会复发吗?

答：免疫相关脊髓炎复发风险高，需要长期免疫治疗。

3. 脊髓炎会传染吗?

答：不传染。

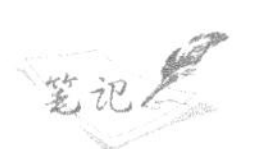

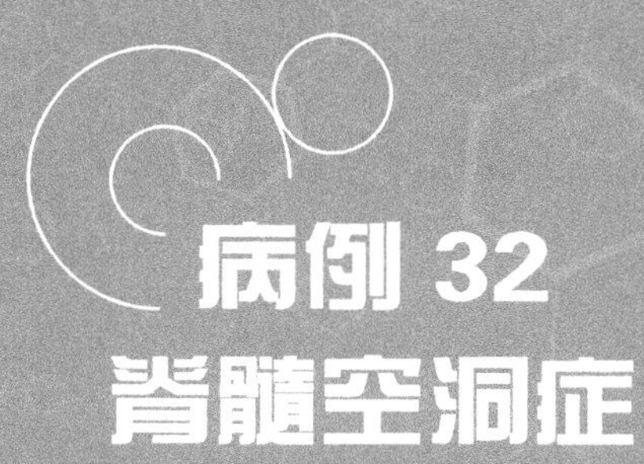

病例 32 脊髓空洞症

病历摘要

【基本信息】

患者男性，45 岁。

主诉：双上肢及胸背部自发性疼痛 3 年，加重伴乏力半年。

现病史：患者 3 年前开始出现双上肢及胸背部自发性疼痛，范围覆盖双侧整个上肢及胸背部的上半部分，自诉尖锐物体曾划伤皮肤，痛觉不敏感，3 年来逐步进展，无肢体抽搐，无下肢疼痛不适。半年前开始出现双上肢乏力，呈对称性，不影响日常生活，伴有上肢及胸背部肌肉颤动，患者为求进一步诊治，遂到我院门诊就诊。

既往史：体健。

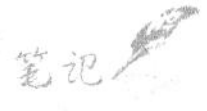

个人史：不吸烟，偶有饮酒。本科学历，职员。无疫区接触史，否认传染病接触史。否认药物成瘾史。

婚育史：29 岁结婚，育有 1 子，体健，配偶健在，家庭和睦。

家族史：父母健在，母亲患糖尿病，控制良好；1 兄患高血压，控制可。

【查体】

T 36.8 ℃，P 77 次 / 分，R 18 次 / 分，BP 130/70 mmHg。神志清楚，精神可，口齿清晰，对答流利，瞳孔等大等圆，直径 2.5 mm，对光反射灵敏，眼球活动灵活到位，未及复视，额纹对称，伸舌居中，心率 77 次 / 分，心律齐，未闻及心前区杂音，双侧呼吸音清，未闻及啰音，腹软，无压痛及反跳痛，双上肢肌力 5 – 级，双上肢及胸背部（C_3 ～ T_{10}）痛觉减退，触觉存在，深感觉存在，双上肢腱反射活跃，下肢肌力 5 级，深浅感觉无特殊，病理征未引出。

【辅助检查】

全脊柱磁共振：颈胸段脊髓增粗，C_3 ～ T_{10} 范围有囊状异常信号的病灶，T_1WI 低信号，T_2WI 高信号。心电图：窦性心律。

诊断与病例分析

一、病史特点归纳

1. 中年男性，急性起病。

2. 双上肢及胸背部自发性疼痛 3 年，加重伴乏力半年。

3. 病情进行性加重。

4. 既往体健。

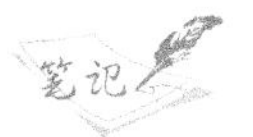

二、初步诊断

脊髓空洞症。

三、诊断依据

1. 中年男性，急性起病。

2. 双上肢及胸背部自发性疼痛 3 年，加重伴乏力半年。

3. 病情进行性加重。

4. 查体：双上肢肌力 5 – 级，双上肢及胸背部（C_3 ～ T_{10}）痛觉减退，触觉存在，深感觉存在，双上肢腱反射活跃。

5. 辅助检查：全脊柱磁共振示颈胸段脊髓增粗，C_3 ～ T_{10} 范围有囊状异常信号的病灶，T_1WI 低信号，T_2WI 高信号。

四、鉴别诊断

1. 脊髓肿瘤：累及阶段时间较短，进展较快，膀胱功能障碍出现较早，锥体束征多为双侧，可进展为横贯性损害，神经营养障碍少见，脊髓腔梗阻时脑脊液蛋白量可增高。MRI 增强扫描有助于诊断。

2. 颈椎病：常见根痛，感觉障碍呈根性分布，可出现颈部活动受限或后仰时疼痛，手及上肢可有肌萎缩但不明显，颈椎 CT 或 MRI 有助于鉴别。

3. 肌萎缩侧索硬化：该病特征是无感觉异常和感觉丧失，无神经营养障碍，MRI 检查多无异常。

五、治疗原则及具体措施

治疗原则：目前尚无特效疗法，应对症治疗，预防病变发展和恶化。

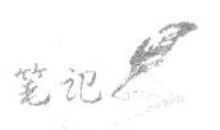

1. 对症治疗：可给予 B 族维生素、三磷酸腺苷、辅酶 A、肌苷等。

2. 伴有疼痛者给予镇痛剂；痛觉消失者应防止烫伤或冻伤。

3. 辅助被动运动、按摩，防止关节挛缩。

4. 手术治疗：对于 Arnold-Chiari Ⅰ型畸形合并脊髓空洞症，唯一有效的治疗是枕骨大孔和上颈段椎管减压手术及颅骨、神经组织畸形矫正手术。

5. 心理治疗。

专业问题解答

1. 脊髓空洞症典型临床表现是什么？

答：节段性分离性感觉障碍，痛温觉丧失，触觉和深感觉相对正常，伴有神经营养障碍。

2. 脊髓空洞症如何诊断？

答：临床表现结合脊柱 MRI 表现。

人文伦理相关问题：

1. 脊髓空洞症是遗传性的吗？患者可以要小孩吗？

答：不遗传，可以要孩子。

2. 脊髓空洞症一定要手术吗？

答：不是，对于偶然发现的无症状的脊髓空洞是否一定要手术目前没有定论，但一旦出现症状，建议早期手术。

笔记

病例 33
脊髓亚急性联合变性

病历摘要

【基本信息】

患者男性，59 岁。

主诉：四肢麻木无力伴步态不稳 1 年。

现病史：患者 1 年前在家中无明显诱因逐渐出现四肢麻木、无力，伴步态不稳，似踩棉花感，无头痛、头晕，无胸闷、气促等不适，当时未重视及就诊。1 年来上述症状缓慢加重。1 个月前出现排尿不畅，大便正常。为求进一步诊疗来神经内科门诊就诊。

既往史：10 年前因胃溃疡大出血行胃大部切除术，3 年前在当地医院诊断为贫血。有高血压病史 5 年，目前服用缬沙坦片 80 mg/d，血压控制可。

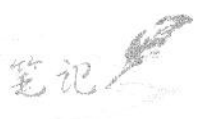

个人史：否认吸烟，10 年前有大量饮酒史，手术后偶饮少量白酒。小学学历，农民。无疫区接触史，否认传染病接触史。否认药物成瘾史。

婚育史：23 岁结婚，育有 1 子 1 女，均体健，配偶健在，家庭和睦。

家族史：父亲、母亲健在，无家族遗传病史。

【查体】

T 37.0 ℃，P 78 次 / 分，R 18 次 / 分，BP 140/70 mmHg。轻度贫血貌，睑结膜苍白，神志清楚，精神可，口齿清晰，对答流利，瞳孔等大等圆，直径 2.5 mm，对光反射灵敏，眼球活动灵活到位，额纹对称，双侧鼻唇沟对称，口角无歪斜，伸舌居中。四肢肌张力正常，四肢肌力 4+ 级，未见肌肉萎缩及肌束跳动，四肢腱反射活跃，双侧病理征阳性。剪刀样步态，双上肢肘关节及双下肢膝关节以下痛触觉、震动觉、位置觉减退，Romberg 征阳性。颈部无抵抗，脑膜刺激征阴性。

【辅助检查】

血常规：白细胞计数 5.8×10^9/L，红细胞计数 3.38×10^{12}/L，血红蛋白 95.0 g/L，平均红细胞体积为 103 fL。急诊生化、血肌钙蛋白、凝血功能未见异常。周围神经肌电图提示周围神经病变，四肢神经传导速度及波幅均下降。颅脑 MR：未见明显异常。颈椎 MR：颈髓背段长条状异常信号。

笔记

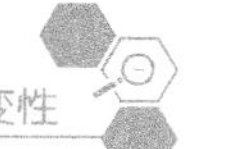

诊断与病例分析

一、病史特点归纳

1. 中老年男性，缓慢起病。

2. 四肢麻木无力伴步态不稳 1 年。

3. 病情缓慢进展。

4. 既往行胃大部切除术，贫血，有饮酒史。

5. 有高血压病史。

二、初步诊断

①脊髓亚急性联合变性；②贫血；③胃大部切除术后；④高血压。

三、诊断依据

1. 中老年男性，缓慢起病。

2. 四肢麻木无力伴步态不稳 1 年。

3. 既往行胃大部切除术，有饮酒史及高血压病史。

4. 神经系统查体：贫血貌；四肢肌力 4+ 级，四肢腱反射活跃，双侧病理征阳性提示双侧锥体束损害；剪刀样步态，双上肢肘关节及双下肢膝关节以下痛触觉、震动觉、位置觉减退，Romberg 征阳性提示脊髓后索损害。

5. 辅助检查：周围神经肌电图提示周围神经病变，四肢神经传导速度及波幅均下降。颈椎 MRI 示颈髓背段长条状异常信号。

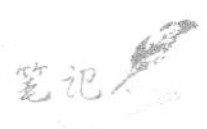

四、鉴别诊断

1. 多发性硬化：病程反复且病灶常为多发，局灶性病变不局限于脊髓侧索或后索，多在侧脑室旁白质多发新旧不一的病灶。无明显维生素 B_{12} 缺乏的证据。

2. 肌萎缩侧索硬化：特征性的累及锥体束及脊髓前角运动神经元，脊髓后索及周围神经不受累。无感觉障碍，早期可出现肌肉跳动及肌肉萎缩。

3. 脊髓梗死：超急性发病，快速进行性四肢瘫痪，病变多位于脊髓腹侧，即脊髓前动脉供血区域。

五、治疗原则及具体措施

治疗原则：早期诊断并及时治疗，纠正或治疗导致维生素 B_{12} 缺乏的原发病因和疾病。

1. 早期大剂量维生素 B_{12} 治疗。甲钴胺针或腺苷钴胺针治疗。

2. 贫血者用铁剂；恶性贫血者叶酸和维生素 B_{12} 联合使用。

3. 对症治疗：有麻木感可予加巴喷丁或普瑞巴林改善症状。

4. 康复治疗。

5. 纠正营养不良、改善膳食结构，给予富含 B 族维生素的食物，并戒酒。

专业问题解答

1. 维生素 B_{12} 缺乏的常见原因有哪些？

答：①胃肠道疾病：如慢性萎缩性胃炎、胃大部切除术引起内因子分泌不足，幽门梗阻、小肠吸收不良、克罗恩病、回肠切

笔记

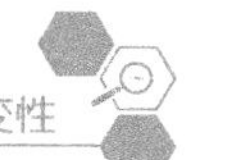

除等影响维生素 B_{12} 吸收。②维生素 B_{12} 摄入不足：如长期大量饮酒、长期严重偏食。③药物：如长期使用质子泵抑制剂。④免疫因素：抗内因子抗体、抗胃壁细胞抗体的存在导致内因子缺乏。⑤恶性肿瘤致维生素 B_{12} 消耗增加。

2. 脊髓亚急性联合变性中脊髓症状常见于脊髓哪个部位（前索、侧索、后索）？脊髓哪个节段最易受累？

答：常见于脊髓后索。颈、胸段最易受累。

人文伦理相关问题：

1. 患者家属不理解脊髓亚急性联合变性的诱因是什么？平时需要注意点什么？

答：本患者患有脊髓亚急性联合变性的诱因是胃大部切除术后导致维生素 B_{12} 吸收明显减少。平时需积极补充维生素 B_{12}、戒酒。

2. 患者及家属很关心该疾病的预后情况如何？需要锻炼吗？

答：该疾病患者积极补充维生素 B_{12} 后，预后较好，可不留后遗症。适量锻炼即可。

笔记

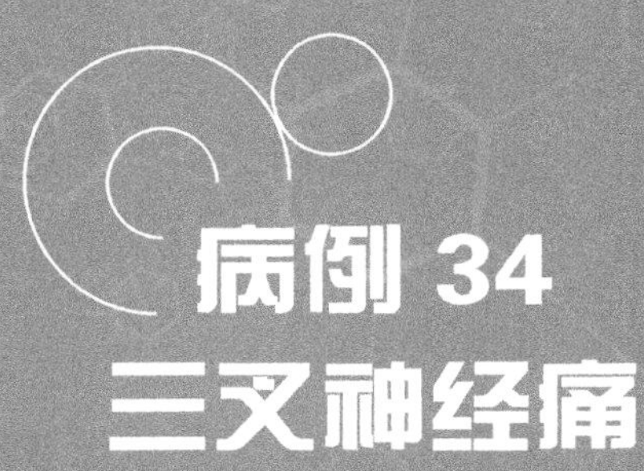

病例 34 三叉神经痛

病历摘要

【基本信息】

患者女性，38 岁。

主诉：右侧下颌部疼痛反复发作 10 余天。

现病史：患者 10 余天前在家中无明显诱因出现右侧下颌部剧烈疼痛，向右侧耳前区域放射，疼痛呈刀割样或电击样。疼痛发作约 1 分钟后会自行缓解，每天发作 3 ～ 6 次，疼痛常因触及右侧口周、面部运动所诱发，无面部麻木，无头痛头晕，无畏寒发热，无口齿含糊及口眼歪斜，无肢体无力麻木等不适，当时就诊于口腔医院，考虑牙龈炎，口服抗生素及口腔局部处理后，疼痛未见明显缓解。10 余天来，患者右侧下颌部疼痛反复发作，性质

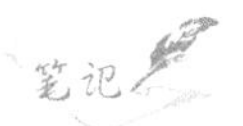

和程度同前，为求进一步诊疗来我院神经内科门诊就诊。

既往史：体健。

个人史：无烟酒嗜好。大学学历。无疫区接触史，否认传染病接触史。否认药物成瘾史。

婚育史：23 岁结婚，生育 1 子 1 女，均体健，配偶健在，家庭和睦。

家族史：父亲、母亲健在，母亲有类似头痛病史。

【查体】

T 37.0 ℃，P 78 次 / 分，R 18 次 / 分，BP 150/70 mmHg。神志清楚，精神可，结膜无充血，口齿清晰，对答流利，瞳孔等大等圆，直径 2.5 mm，对光反射灵敏，眼球活动灵活到位，额纹对称，鼻唇沟对称，示齿口角无歪斜，伸舌居中，面部痛觉、触觉正常，咬肌无萎缩，咀嚼有力，下颌无偏斜。四肢肌力、肌张力正常，腱反射正常，深浅感觉无特殊，共济活动正常，脑膜刺激征阴性，双侧病理征阴性。

【辅助检查】

血常规：白细胞计数 5.8×10^9/L，中性粒细胞百分比 64.1%，红细胞计数 3.38×10^{12}/L，血红蛋白 120.0 g/L，血小板计数 125.0×10^9/L。急诊生化、血肌钙蛋白、凝血功能未见异常。心电图：窦性心律。头颅 CT：未见明显异常。

笔记

诊断与病例分析

一、病史特点归纳

1. 青年女性，反复病程。

2. 右侧下颌部疼痛反复发作 10 余天。

3. 右侧下颌部剧烈疼痛，向右侧耳前区域放射，疼痛呈刀割样或电击样。疼痛发作约 1 分钟可自行缓解，每天发作 3 ～ 6 次，疼痛常因触及右侧口周、面部运动后所诱发。

二、初步诊断

三叉神经痛。

三、诊断依据

1. 青年女性，反复病程。

2. 右侧下颌部疼痛反复发作 10 余天。

3. 右下颌部疼痛剧烈，呈刀割样或电击样，有放射痛，疼痛有扳机点，反复发作。

4. 既往体健，神经系统相关查体未见明显异常。

5. 辅助检查：血常规炎症指标未见明显异常，头颅 CT 未见明显异常。

四、鉴别诊断

1. 舌咽神经痛：疼痛部位多为耳深部、耳下后部、咽喉部、舌根部，以中耳深部痛最多。呈发作性疼痛，呈针刺样、通电样疼痛，多在吞咽食物时或做咀嚼动作时发作。

2. 牙痛：阵发性不明显，无扳机点，发作与食物冷热关系大。

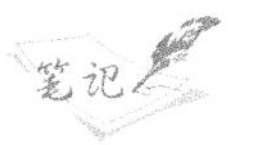

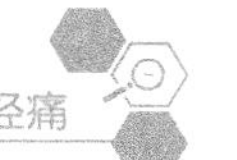

3. 偏头痛：周期性、轻重不等的头痛，多为单侧，发作前可有先兆，头痛发作可持续数小时至数日，每月可发作，月经前后发作频繁。

五、治疗原则及具体措施

治疗原则：首选药物治疗，以控制疼痛为主，药物治疗效果不佳时可选择手术治疗。

1. 药物：首选卡马西平、奥卡西平。虽然卡马西平疗效优于奥卡西平，但后者安全性更好。

2. 手术：首选三叉神经微血管减压术。

3. 其他治疗：封闭治疗、电凝、伽马刀治疗、中医治疗等。

专业问题解答

1. 三叉神经痛的病因学有哪些？

答：分原发性三叉神经痛和继发性三叉神经痛。前者微血管压迫可能是主要诱因；后者多能找到原发疾病，包括肿瘤、感染、疱疹、外伤等。

2. 哪些辅助检查有助于三叉神经痛病因学诊断？

答：三叉神经 MRI 有助于了解三叉神经根是否与血管相邻；颅脑 MRI 有助于排除肿瘤；脑动脉 MRA 或 CTA 有助于排除血管瘤；腰椎穿刺脑脊液检查有助于排除颅内感染。

笔记

人文伦理相关问题：

1. 患者不理解这个疾病为什么反反复复，痛起来真是要命，怎么就除不了根呢？

答：三叉神经痛比较难以根治，要根据具体的病因去选择合理的策略。三叉神经痛可以分为原发性三叉神经痛和继发性三叉神经痛两种，在排除继发性三叉神经痛后，针对原发性三叉神经痛，由于其病因学假说是微血管压迫，单纯的药物治疗对部分患者的疼痛起到的是控制或者缓解作用，对于部分患者来说甚至没有很好的效果。多数患者可能可以通过三叉神经微血管减压术使疼痛完全缓解，但也需要根据个人情况进行评估。

2. 患者非常担心这个疾病会复发，常引起睡眠不佳、多思多虑，如何安慰患者？

答：要让患者正视、了解三叉神经痛这个疾病，生活中尽量减少其诱发因素，规律服用药物。

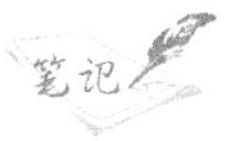

病例 35 特发性面神经麻痹

病历摘要

【基本信息】

患者男性，55 岁。

主诉：左侧耳后疼痛 1 周，口角右歪、左眼闭合不全 5 天。

现病史：患者于 1 周前无明显诱因出现左侧耳后疼痛，未重视，5 天前出现口角歪斜、闭目不全，表现为口角向右歪斜、左侧闭目不全，无头晕、头痛，无口齿含糊，无饮水呛咳，无言语不利，无肢体麻木、乏力等不适，至当地卫生院中医科就诊，行药物及针灸治疗，具体不详，治疗效果不佳，遂来我院门诊就诊。

既往史：糖尿病病史 2 年，平素长期口服西格列汀 100 mg，qd + po，自诉平素控制良好，监测空腹血糖 6.0 ～ 7.0 mmol/L。

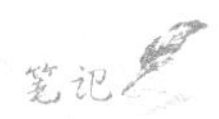

个人史：每天吸烟20支，烟龄40年，否认酗酒史，否认吸毒史，否认药物依赖及成瘾史，否认冶游史。

婚育史：23岁结婚，育有1子1女，均体健，配偶健在，家庭和睦。

家族史：父亲已故，死因不详；母亲体健；2兄弟、1姐妹体健；否认二系三代中有类似疾病及具有家族遗传倾向的疾病史。

【查体】

T 37.0℃，P 78次/分，R 18次/分，BP 130/78 mmHg。神志清楚，精神可，口齿清晰，对答流利，瞳孔等大等圆，直径2.5 mm，对光反射灵敏，眼球活动灵活到位，未及复视，左侧额纹消失，左眼Bell征阳性，左侧鼻唇沟轻微变浅，示齿口角向右歪斜，噘嘴、鼓腮、吹口哨不能，伸舌居中，心率78次/分，心律齐，未闻及心前区杂音，双侧呼吸音清，未闻及啰音，腹软，无压痛及反跳痛，四肢肌力5级，共济运动协调，四肢腱反射对称正常，四肢深浅感觉无明显异常，闭目站立正常，直线行走平稳，病理征未引出。

【辅助检查】

血常规、血生化、凝血功能等指标正常。糖化血红蛋白：6.5%。头颅MRI：未见异常。

笔记

诊断与病例分析

一、病史特点归纳

1. 中年男性，急性起病。

2. 左侧耳后疼痛 1 周，口角右歪、左眼闭合不全 5 天。

3. 病情有进展表现。

4. 既往有 2 型糖尿病。

5. 有长期吸烟史。

二、初步诊断

①特发性面神经麻痹；② 2 型糖尿病。

三、诊断依据

1. 中年男性，急性起病。

2. 左侧耳后疼痛 1 周，口角右歪、左眼闭合不全 5 天。

3. 既往有 2 型糖尿病病史。

4. 查体：左侧额纹消失，左眼 Bell 征阳性，左侧鼻唇沟轻微变浅，示齿口角向右歪斜，噘嘴、鼓腮、吹口哨不能。

5. 辅助检查：糖化血红蛋白为 6.5%。头颅 MRI 未见异常。

四、鉴别诊断

1. 脑梗死：可以表现为单侧面瘫，可由累及脑桥同侧面神经核或面神经束导致，但通常伴有其他神经系统局灶性损害表现，影像学检查有助于鉴别。

2. 吉兰 – 巴雷综合征：50% 以上的吉兰 – 巴雷综合征患者会出现面肌无力，通常为双侧对称受累，伴对称性四肢弛缓性瘫

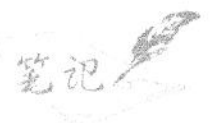

瘓，腱反射消失或减弱，脑脊液检查有特征性的蛋白细胞分离现象。

3. 神经系统莱姆病：面神经麻痹是莱姆病最常见的颅神经病变，可单侧或双侧受累，有或无蜱虫叮咬史或前驱皮疹，伴发热、无触痛的肿胀及皮肤游走性红斑，可应用病毒分离及血清学试验证实。

4. 肿瘤：颞骨、内耳道、桥小脑角或腮腺的占位性病变可压迫或浸润面神经并导致同侧面肌无力，通常病程长、缓慢进展或反复发作，头颅 MRI 表现为占位性病灶。

5. 中耳疾病：并发面神经麻痹，有原发病史及特殊病史，对外耳道和鼓膜视诊可诊断。

五、治疗原则及具体措施

治疗原则：改善局部血液循环，减轻面神经水肿，缓解神经受压，促进神经功能恢复。

1. 药物治疗

（1）皮质类固醇：急性期尽早使用皮质类固醇。常选用泼尼松 30 ～ 60 mg/d，每日 1 次顿服，连用 5 天，之后于 7 天内逐渐停用，辅以护胃、补钙、补钾治疗。

（2）B 族维生素：给予维生素 B_1、维生素 B_{12}，促进神经髓鞘恢复。

（3）阿昔洛韦：急性期患者可依据病情联合使用糖皮质激素和抗病毒药物，如 Hunt 综合征患者可口服阿昔洛韦 0.2 ～ 0.4 g，每日 3 ～ 5 次，连服 7 ～ 10 日。

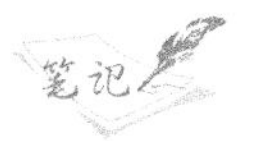

2. 理疗：急性期可在茎乳孔附近行超短波透热疗法、红外线照射或局部热敷等，有利于改善局部血液循环，减轻神经水肿。

3. 护眼：患者长期不能闭眼瞬目使角膜暴露和干燥，易致感染，可戴眼罩防护或用左氧氟沙星眼药水等预防感染，保护角膜。

4. 康复治疗：恢复期可行碘离子透入疗法、针刺或电针治疗等。

5. 血糖管理。

专业问题解答

1. 面神经麻痹后遗症有哪些？

答：（1）面肌纤维性痉挛患侧出现小而快速的、部位不恒定的肌肉搐搦性收缩，伴瞬目增多。

（2）面肌痉挛。

（3）神经再生的并发症：面部联带运动和鳄鱼泪综合征。

2. 特发性面神经麻痹预后如何？哪些因素提示预后良好？哪些因素提示预后欠佳？

答：约 80% 的本病患者可在数周或 1 ～ 2 个月恢复，味觉常先于运动功能恢复，1 周内味觉恢复提示预后良好，表情肌运动功能恢复则预后很好。不完全性面瘫 1 ～ 2 个月可望恢复或痊愈，年轻患者预后好。轻度面瘫无论治疗与否，痊愈率达 92% 以上。老年患者发病时伴乳突疼痛，合并糖尿病、高血压、动脉硬化、心绞痛或心肌梗死者预后较差。病后 10 日面神经出现失神经电位通常需 3 个月恢复。完全性面瘫病后 1 周检查面神经传

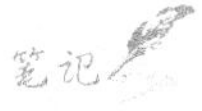

导速度可判定预后，患侧诱发动作电位 M 波幅为健侧 30% 或以上可望 2 个月内恢复；如为 10% ～ 30% 需 2 ～ 8 个月恢复，可出现合并症；如 10% 或以下需 6 ～ 12 个月恢复，可伴面肌痉挛等合并症。

人文伦理相关问题：

患者患有 2 型糖尿病，糖皮质激素有引起高血糖的风险，对激素的不良反应表示担忧，如何与患者及家属沟通？

答：激素对恢复面神经功能有益，短疗程应用该剂量的糖皮质激素耐受性较好，不良反应发生较少，最常见的不良反应如短暂的睡眠中断、情绪波动和消化不良及血糖升高在停药后消失，加用护胃、补钾、补钙治疗预防药物不良反应，监测血糖，同时对患者进行血糖管理。

笔记

病例 36
吉兰－巴雷综合征

病历摘要

【基本信息】

患者男性，63 岁。

主诉：四肢乏力麻木半个月。

现病史：患者半个月前无明显诱因出现双下肢乏力，表现为抬脚费力、爬楼困难，自觉晨轻暮重，伴双下肢麻木，无肢体抽搐，无肌肉酸痛，无头晕、头痛，无吞咽困难，无胸闷气促等不适，无腹痛、腹泻，至某中医院就诊，查腰椎 MRI 示 $L_{4/5}$、L_5/S_1 椎间盘变性、膨出及腰椎退行性改变；双下肢血管 B 超示双下肢动脉硬化伴小斑块形成。考虑动脉硬化，半个月来患者双下肢乏力持续存在，逐渐出现双上肢麻木乏力，再次至某中医院就诊，

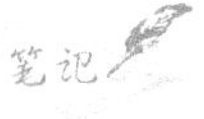

查肌电图示四肢周围神经近远端损害，累及运动感觉，建议行脑脊液及神经节苷脂抗体检查。今患者为求进一步诊治至我院就诊。

既往史：慢性荨麻疹病史 11 年，发作时服用枸地氯雷他定胶囊抗过敏。有过敏药物：左氧氟沙星；具体表现：起皮疹。

个人史：否认吸烟、饮酒史，否认吸毒史，否认药物依赖及成瘾史，否认冶游史。

家族史：父亲、母亲已故，死因不详；5 兄、1 姐均体健。否认二系三代中有类似疾病及具有家族遗传倾向的疾病史。

【查体】

T 37.0 ℃，P 78 次 / 分，R 18 次 / 分，BP 130/78 mmHg。神志清楚，精神可，口齿清晰，对答流利，瞳孔等大等圆，直径 2.5 mm，对光反射灵敏，眼球活动灵活到位，未及复视，额纹对称，鼻唇沟对称，示齿口角无歪斜，伸舌居中，心率 78 次 / 分，心律齐，未闻及心前区杂音，双侧呼吸音清，未闻及啰音，腹软，无压痛及反跳痛，四肢肌力 5 – 级，共济运动右侧协调，双侧腱反射消失，四肢深浅感觉无明显异常，闭目站立正常，行走拖拽，病理征未引出。

【辅助检查】

血常规、血生化、凝血功能、甲状腺功能、肿瘤全套、免疫全套、输血前检查等指标无特殊。脑脊液：压力 150 mmH_2O，白细胞 1 个 /μL，葡萄糖 3.94 mmol/L，蛋白 0.71 g/L。

腰椎 MRI：① $L_{4/5}$、L_5/S_1 椎间盘变性、膨出；②腰椎退行性改变。双下肢血管 B 超：双下肢动脉硬化伴小斑块形成。肌电图：双下肢周围神经近远端损害，累及运动感觉神经。

笔记

诊断与病例分析

一、病史特点归纳

1. 中老年男性，亚急性起病。

2. 四肢乏力麻木半个月。

3. 病情有进展表现。

4. 既往有慢性荨麻疹病史。

二、初步诊断

①吉兰 – 巴雷综合征；②慢性荨麻疹；③下肢动脉粥样硬化；④腰椎间盘突出。

三、诊断依据

1. 中老年男性，亚急性起病。

2. 四肢乏力麻木半个月。

3. 既往有慢性荨麻疹病史。

4. 查体：四肢肌力 5 – 级，双侧腱反射消失，行走拖拽。

5. 辅助检查：肌电图示四肢周围神经近远端损害，累及运动感觉神经。建议行脑脊液及神经节苷脂抗体检查。脑脊液检查示白细胞 1 个 /μL，葡萄糖 3.94 mmol/L，蛋白 0.71 g/L。腰椎 MRI 示 $L_{4/5}$、L_5/S_1 椎间盘变性、膨出；腰椎退行性改变。双下肢血管 B 超示双下肢动脉硬化伴小斑块形成。

四、鉴别诊断

1. 脊髓灰质炎：起病时多有发热，肢体瘫痪常局限于一侧下肢，无感觉障碍。

2. 急性横贯性脊髓炎：发病前 1 ～ 2 周有发热病史，起病急，

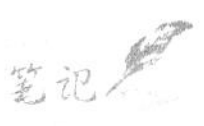

发病 1～2 日出现截瘫，受损平面以下运动障碍伴传导束性感觉障碍，早期出现尿便障碍，脑神经不受累。

3. 低钾性周期性瘫痪：迅速出现的四肢弛缓性瘫痪，无感觉障碍，呼吸肌、脑神经一般不受累，脑脊液检查正常，血清钾降低，可有反复发作史。补钾治疗有效。

4. 重症肌无力：受累骨骼肌病态疲劳、症状波动、晨轻暮重，新斯的明试验可协助鉴别。

五、治疗原则及具体措施

治疗原则：在支持治疗维持机体功能的基础上，进行病因治疗、免疫治疗，以降低复发与残疾的风险。

1. 初始临床评估，神经功能、呼吸功能、吞咽功能评估，给予支持治疗和监测。

2. 推荐给予静脉注射免疫球蛋白治疗，成人剂量 0.4 g/(kg·d)，连用 5 天。免疫球蛋白过敏或先天性 IgA 缺乏者禁用。不推荐糖皮质激素治疗，但对于经济条件欠佳且病情较重者可尝试激素冲击。

3. 神经营养：应用足量的 B 族维生素治疗，包括维生素 B_1、维生素 B_{12}、维生素 B_6 等。

4. 康复治疗。

专业问题解答

1. 吉兰－巴雷综合征常见的类型有哪些？

答：该病包括急性炎症性脱髓鞘性多发神经根神经病、急性

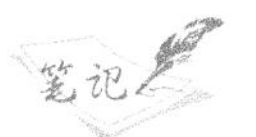

运动轴突性神经病、急性运动感觉轴突性神经病、Miler-Fisher 综合征、咽－颈－臂无力、急性全自主神经病、急性感觉神经病等亚型。

2. 应用丙种球蛋白的不良反应有哪些?

答：不良反应包括低血压、恶心、头痛（有时可见无菌性脑膜炎）、皮疹、急性肾衰竭（大多见于应用含蔗糖制剂时）和输注反应。偶有患者因高黏滞血症发生脑卒中或心肌梗死。IgA 缺陷可导致全身性过敏反应；但无 IgA 缺陷者也可发生静脉注射免疫球蛋白过敏反应，尤其是更换制剂时。

人文伦理相关问题：

患者对疾病表示担忧，询问医生会不会遗留后遗症，你作为医生该如何回答?

答：吉兰－巴雷综合征症状通常会进展 2 周。到症状出现 4 周时，90% 以上的吉兰－巴雷综合征患者病情已达高峰。本例患者病程半个月，仅四肢轻度无力，没有累及呼吸肌、延髓肌，没有前驱腹泻史等导致结局不良的危险因素，提示预后良好。1 年时，约 80% 的患者能够独立行走，超过一半患者完全恢复。

笔记

病例 37 慢性炎症性脱髓鞘性多发性神经根神经病

病历摘要

【基本信息】

患者男性，81 岁。

主诉：四肢乏力麻木 2 年余，加重 1 周。

现病史：患者 2 年余前无明显诱因出现四肢乏力，表现为上肢上抬困难、行走无力，伴四肢末端麻木酸胀，无发热，无头痛、头晕、无恶心呕吐、无口齿不利、无吞咽困难、无饮水呛咳、无意识丧失、无面部或肢体抽搐等不适。患者上述症状持续存在，进行性加重，至当地医院就诊，予对症处理后未见好转（具体治疗不详），后至我院就诊，查肌电图示多发性对称性慢性周围神经伴根性损害，累及上下肢运动感觉，轴索损害、脱髓鞘均有，行

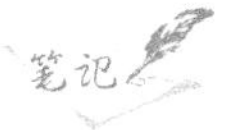

腰椎穿刺脑脊液检查示蛋白 0.89 g/L，白细胞 2 个 /μL，结合患者病史，考虑吉兰 – 巴雷综合征，当时给予 1 个疗程丙种球蛋白针注射治疗，患者症状好转后出院。患者出院后一直服用甲钴胺片、呋喃硫胺片等营养神经，生活可自理。1 周前患者上述症状进行性加重，出现双上肢肘部以下、双下肢膝部以下麻木酸胀，四肢乏力明显，自行行走费力，为进一步治疗遂至我科就诊。

既往史：高血压病史 10 余年，最高 190/120 mmHg，近 3 年服用降压药物，目前服用厄贝沙坦片 75 mg/d，血压监测欠规律，大部分在 140 ～ 150/90 ～ 100 mmHg，平时无头痛、头晕。

个人史：吸烟 20 年，每天 1 包；偶有饮酒。否认吸毒史，否认药物依赖及成瘾史，否认冶游史。

婚育史：25 岁结婚，育有 3 子、3 女，均体健，配偶健在，家庭和睦。

家族史：父母年老去世，死因不详；1 兄患有高血压。

【查体】

T 37.0 ℃，P 78 次 / 分，R 18 次 / 分，BP 140/88 mmHg。神志清楚，精神可，口齿清晰，对答流利，瞳孔等大等圆，直径 2.5 mm，对光反射灵敏，眼球活动灵活到位，未及复视，额纹对称，鼻唇沟对称，示齿口角无歪斜，伸舌居中，心率 78 次 / 分，心律齐，未闻及心前区杂音，双侧呼吸音清，未闻及啰音，腹软，无压痛及反跳痛，双侧上肢肌力 4 – 级，双侧下肢肌力 3+ 级，共济运动不能完成，四肢腱反射消失，双上肢肘关节以下、双下肢膝关节以下针刺痛觉减退，双下肢震动觉、位置觉减退，余深浅感觉无明显异常，闭目站立、直线行走不能完成，病理征未引出。

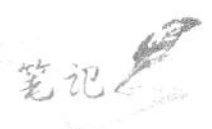

【辅助检查】

血常规、血生化、凝血功能、甲状腺功能、肿瘤全套、免疫全套、输血前检查等指标无特殊。脑脊液检查示压力 150 mmH_2O，蛋白 0.89 g/L，白细胞 2 个 /μL。肌电图示多发性对称性慢性周围神经伴根性损害，累及上下肢运动感觉，轴索损害、脱髓鞘均有。

诊断与病例分析

一、病史特点归纳

1. 老年男性，亚急性起病，慢性病程。

2. 四肢乏力麻木 2 年余，加重 1 周。

3. 病情有进展表现。

4. 既往有高血压病史。

5. 有长期吸烟史。

二、初步诊断

①慢性炎症性脱髓鞘性多发性神经根神经病；②高血压。

三、诊断依据

1. 老年男性，亚急性起病，慢性病程。

2. 四肢乏力麻木 2 年余，加重 1 周。

3. 既往有高血压病史，长期吸烟。

4. 查体：双侧上肢肌力 4 – 级，双侧下肢肌力 3+ 级，共济运动不能完成，四肢腱反射消失，双上肢肘关节以下、双下肢膝关节以下针刺痛觉减退，双下肢震动觉、位置觉减退，闭目站立、直线行走不能完成。

笔记

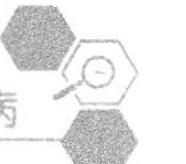

5. 辅助检查：肌电图示多发性对称性慢性周围神经伴根性损害，累及上下肢运动感觉，轴索损害、脱髓鞘均有；脑脊液检查示蛋白 0.89 g/L，白细胞 2 个 /μL。

四、鉴别诊断

1. 多灶性运动神经病（multifocal motor neuropathy，MMN）是以运动神经末端受累为主的进行性周围神经病，临床表现为慢性非对称性肢体远端无力，以上肢为主，感觉正常。

2. 进行性脊肌萎缩症：也为缓慢进展病程，但运动障碍不对称分布，有肌束震颤，无感觉障碍，肌电图可见广泛的神经源性损害。

3. 遗传性运动感觉神经病：表现为多发性感觉运动性周围神经病，一般有遗传家族史，常合并手足畸形。确诊需依靠基因检测，必要时行神经活检。

4. 其他：约 1/4 的慢性炎症性脱髓鞘性多发性神经根神经病患者可伴有结缔组织病或其他疾病，如系统性红斑狼疮、血管炎、干燥综合征及副蛋白血症、淋巴瘤等。对于符合慢性炎症性脱髓鞘性多发性神经根神经病表现的患者应常规行 M 蛋白测定。同时应与血卟啉病、慢性代谢性神经病及糖尿病性周围神经病相鉴别。

五、治疗原则及具体措施

治疗原则：免疫治疗可终止自身免疫反应和炎性脱髓鞘，防止继发性轴突变性。治疗有效的患者必须坚持治疗，直到病情得到最大程度的改善或稳定，此后进行维持治疗，预防复发和进展。

1. 糖皮质激素：首选治疗药物。甲泼尼龙 500 ～ 1000 mg/d，

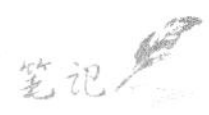

静脉滴注，连续 3 ～ 5 天后逐渐减量或直接改口服泼尼松 1 mg/（kg·d），清晨顿服，维持 1 ～ 2 个月后逐渐减量；或地塞米松 10 ～ 20 mg/d，静脉滴注，连续 7 天，然后改为泼尼松 1 mg/（kg·d），清晨顿服，维持 1 ～ 2 个月后逐渐减量；也可以直接口服泼尼松 1 mg/（kg·d），清晨顿服，维持 1 ～ 2 个月后逐渐减量。上述疗法中口服泼尼松减量直至小剂量（5 ～ 10 mg/d）后，均需维持半年以上再酌情停药。

2. 静脉注射免疫球蛋白：0.4 g/（kg·d），连续 3 ～ 5 天为一个疗程。每月重复 1 次，连续 3 个月，有条件或病情需要者可延长应用数月。

3. 以上治疗效果不理想或产生激素依赖及激素无法耐受者，可试用免疫抑制剂如环磷酰胺、硫唑嘌呤等。临床较为常用的是硫唑嘌呤，使用方法为 1 ～ 3 mg/（kg·d），分 2 ～ 3 次口服。

4. 营养神经可应用 B 族维生素。

5. 康复治疗。

6. 血压管理。

7. 预防深静脉血栓。

专业问题解答

1. 应用糖皮质激素的不良反应和禁忌证有哪些？

答：常见不良反应包括体重增加、类库欣外貌、易发淤斑和皮肤脆弱、白内障、股骨头或肱骨头无菌性坏死、高血压、糖尿病及骨质疏松。因此，有消化性溃疡、脆性糖尿病、难治性高血

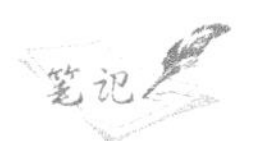

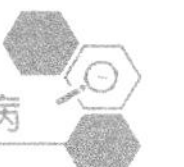

压、重度骨质疏松及全身性真菌感染的患者通常禁用糖皮质激素治疗。

2. 针对本患者，如何处理和预防复发？

答：对于初始治疗有效但在逐渐减量期间或停止治疗后复发的患者，建议增强或重复给予最初成功的治疗方案。应逐步调整正在进行的间歇性治疗的时机和剂量以免复发，这属于维持治疗。接受静脉注射免疫球蛋白或血浆置换的患者可能需要重复治疗，间隔时间通常为 2 ～ 6 周。如果间歇性治疗不足以避免复发和（或）无法逐渐减量，那么糖皮质激素治疗可提高持续缓解率。

人文伦理相关问题：

患者病情进行性加重，建议患者行腰椎穿刺脑脊液检查，患者及家属认为腰椎穿刺术对患者危害极大，你将如何沟通？

答：腰椎穿刺是临床上常用的一种诊疗操作，是诊断多种感染性和非感染性神经系统病症的重要手段。腰椎穿刺是一项相对安全的操作，操作前，医生会识别并排除高风险禁忌患者，采取标准操作流程，但即使采取标准的感染控制措施和掌握丰富熟练的技术，仍可发生轻微的或严重的并发症，总体发生率低，一旦发生，医生也会积极救治。

笔记

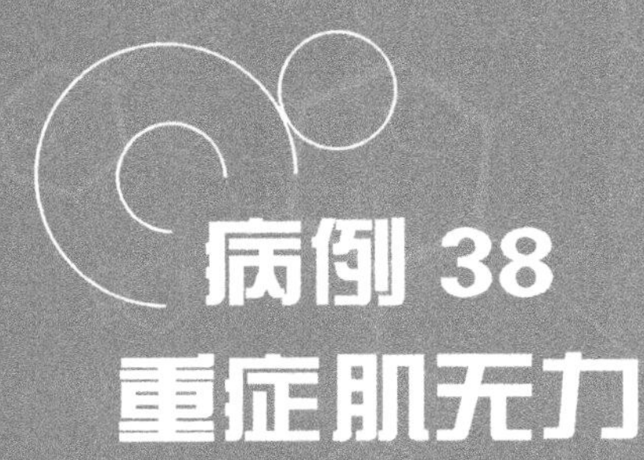

病例 38
重症肌无力

病历摘要

【基本信息】

患者女性，65 岁。

主诉：双眼睑下垂 1 周。

现病史：患者 1 周前无明显诱因出现眼睑下垂，起初为右眼睑下垂，现进展为左眼睑下垂，遮蔽眼球，伴四肢乏力，午后、夜间明显，无活动后胸闷，无重影，无口齿含糊，无咀嚼和吞咽困难，无二便障碍，于当地医院查头颅 + 眼眶 CT 未见异常，重复电刺激示神经传导速度未见明显异常。RNS：左拇短展肌、左右斜方肌、三角肌、眼轮匝肌重复电刺激低频均见明显衰减现象，所测肌肉重复电刺激高频未见明显递增现象。今为求进一步诊治于我科就诊。

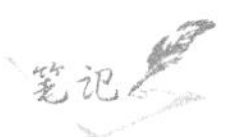

既往史：高血压病史3年，服用苯磺酸氨氯地平片5 mg，qd + po，自诉血压控制可。40年前行开腹子宫肌瘤切除术；2年前因下肢静脉曲张行手术治疗。

个人史：否认吸烟、饮酒史，否认吸毒史，否认药物依赖及成瘾史，否认不洁性生活史。

家族史：父亲已故，死因不详；母亲体健；1兄、2弟均体健。否认二系三代中有类似疾病及具有家族遗传倾向的疾病史。

【查体】

T 37.0 ℃，P 78次/分，R 18次/分，BP 136/88 mmHg。神志清楚，精神可，口齿清晰，对答流利，瞳孔等大等圆，直径2.5 mm，对光反射灵敏，眼球活动灵活到位，未及复视，双侧眼睑下垂，左侧10—2点位，右侧9—3点位（平视60秒时钟表位），双侧闭目埋睫征轻度不全，额纹对称，鼻唇沟对称，示齿口角无偏斜，伸舌居中，心率78次/分，心律齐，未闻及心前区杂音，双侧呼吸音清，未闻及啰音，腹软，无压痛及反跳痛，肌容积正常，四肢肌力5级，双上肢疲劳试验阳性，共济运动协调，四肢腱反射对称正常，四肢深浅感觉无明显异常，闭目站立正常，直线行走平稳，病理征未引出。

【辅助检查】

血常规、血生化、凝血功能、甲状腺功能、肿瘤全套、免疫全套、输血前检查等指标无特殊。重复电刺激：神经传导速度未见明显异常。RNS：左拇短展肌、左右斜方肌、三角肌、眼轮匝肌重复电刺激低频均见明显衰减现象。所测肌肉重复电刺激高频未见明显递增现象。头颅 + 眼眶CT：未见异常。胸部CT：前纵

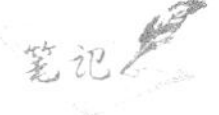

隔占位，胸腺瘤可能性大，建议进一步检查。考虑左肺上叶舌段慢性炎症，建议复查。

诊断与病例分析

一、病史特点归纳

1. 老年女性，亚急性起病。

2. 眼睑下垂 1 周。

3. 病情有进展表现。

4. 既往有高血压、子宫肌瘤、下肢静脉曲张病史。

二、初步诊断

①重症肌无力；②前纵隔占位：胸腺瘤可能；③高血压；④子宫肌瘤切除术后；⑤下肢静脉曲张术后。

三、诊断依据

1. 老年女性，亚急性起病。

2. 眼睑下垂 1 周。

3. 查体：双侧眼睑下垂，左侧 10—2 点位，右侧 9—3 点位（平视 60 秒时钟表位），双侧闭目埋睫征轻度不全，双上肢疲劳试验阳性。

4. 辅助检查：重复电刺激：神经传导速度未见明显异常。重复神经电刺激示：左拇短展肌、左右斜方肌、三角肌、眼轮匝肌重复电刺激低频均见明显衰减现象。所测肌肉重复电刺激高频未见明显递增现象。头颅＋眼眶 CT 未见异常，胸部 CT 示前纵隔占位，胸腺瘤可能性大，建议进一步检查。考虑左肺上叶舌段慢

笔记

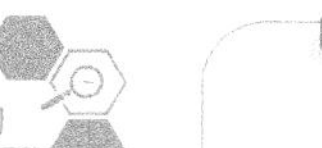

性炎症，建议复查。

四、鉴别诊断

1.Lambert-Eaton 肌无力综合征：又称肌无力综合征，因也表现为四肢近端肌无力，需与重症肌无力鉴别。该病也是一组自身免疫性疾病，主要由恶性肿瘤所引起。50 岁以上男性患者居多，约 2/3 伴发癌肿，特别是小细胞肺癌。

2. 肉毒杆菌中毒：肉毒杆菌的毒素作用于突触前膜，导致神经－肌肉接头的传递功能障碍，出现骨骼肌瘫痪。此类患者通过询问可以发现肉毒杆菌中毒的流行病学史，突然发病且伴有相关中毒症状可以区别。

3. 动眼神经麻痹：伴眼内肌受累（瞳孔扩大）的动眼神经麻痹（如动脉瘤）很容易和重症肌无力鉴别。不伴眼内肌受累仅为垂睑和眼肌麻痹（如糖尿病性动眼神经麻痹）者则需要仔细鉴别。其鉴别点为重症肌无力的眼肌麻痹范围通常不符合神经支配，且有症状波动，而糖尿病性眼肌麻痹范围则符合动眼神经支配。

4. 眼睑痉挛：主诉常常是“睁眼费力”，与重症肌无力相似，眼睑痉挛通常为双侧，不伴复视，查体时可发现眼睑肌频繁收缩，若“眨眼”不明显，则注意观察眉毛，这对鉴别有帮助，重症肌无力患者常提眉抬额，而眼睑痉挛的患者则不会。

五、治疗原则及具体措施

治疗原则：治疗的主要原则是对症治疗、快速短期免疫调节治疗、慢性长期免疫调节治疗及手术治疗。

1. 评估疾病严重程度（延髓和呼吸功能）。

2. 初始应用溴吡斯的明对症治疗。

笔记

3. 患者重症肌无力初发时病情较轻，伴发胸腺瘤可能，建议行胸腺切除手术。

4. 如拒绝手术且患者为全身型重症肌无力，建议加用糖皮质激素。

5. 如单用激素疗效差、激素依赖或激素减量后复发，则合用免疫抑制剂。

6. 血压管理。

7. 避免诱因。

专业问题解答

1. 成年型重症肌无力临床分型有哪些？本患者属于哪一种临床分型？

答：依骨骼肌受累的范围和病情的严重程度，国内外均采用 Osserman 分型法将成年型重症肌无力分为以下 5 个类型。

Ⅰ型即单纯眼肌型，占 15% ～ 20%。病变始终仅限于眼外肌，表现为上睑下垂和复视。

Ⅱ a 型即轻度全身型，占 30%。病情进展缓慢且较轻，无危象出现，对药物治疗有效。Ⅱ b 型即中度全身型，占 25%。严重肌无力伴延髓肌受累，无危象出现，对药物治疗欠佳。

Ⅲ型即急性进展型，占 15%。发病急，常在首次症状出现数周内发展为延髓肌、肢带肌、躯干肌和呼吸肌严重无力，伴重症肌无力危象，需做气管切开，死亡率高。

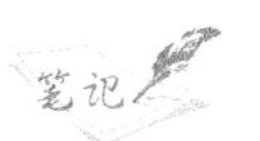

Ⅳ型即晚发全身肌无力型，占 10%。由上述Ⅰ、Ⅱ a、Ⅱ b

型发展而来，症状同Ⅲ型，常合并胸腺瘤，死亡率高。

Ⅴ型较早伴有明显的肌萎缩表现。

本患者为Ⅱ a 型。

2. 何为肌无力危象？如何处理？

答：危象指重症肌无力患者在某种因素作用下突然发生严重呼吸困难，甚至危及生命，须紧急抢救。危象分为以下 3 种类型。

（1）肌无力危象：为最常见的危象，由疾病本身发展所致，多由于抗胆碱酯酶药量不足。如注射依酚氯铵或新斯的明后症状减轻则可诊断。

（2）胆碱能危象：非常少见，由抗胆碱酯酶药物过量引起，患者肌无力加重，并且出现明显胆碱酯酶抑制剂的不良反应，如肌束颤动及毒蕈碱样反应。可静脉注射依酚氯铵 2 mg，如症状加重则应立即停用抗胆碱酯酶药物，待药物排出后可重新调整剂量。

（3）反拗危象：由于对抗胆碱酯酶药物不敏感而出现严重的呼吸困难，依酚氯铵试验无反应，此时应停止使用抗胆碱酯酶药，对气管插管或切开的患者可采用大剂量类固醇激素治疗，待运动终板功能恢复后再重新调整抗胆碱酯酶药物剂量。

危象是重症肌无力患者最危急的状态，病死率为 15.4% ～ 50%，随治疗进展病死率已明显下降。

不论何种危象均应注意确保呼吸道通畅，若早期处理病情无好转时，应立即进行气管插管或气管切开，应用人工呼吸器辅助呼吸；停用抗胆碱酯酶药物以减少气管内的分泌物；选用有效、

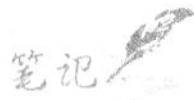

足量和对神经肌肉接头无阻滞作用的抗生素积极控制肺部感染；给予静脉药物治疗，如皮质类固醇激素或大剂量丙种球蛋白；必要时采用血浆置换。

人文伦理相关问题：

重症肌无力有多种治疗方案，需要综合考虑，本患者不知该如何选择，作为医生你将如何与其沟通？

答：患者的疾病临床分型为全身型重症肌无力，可进一步完善胸部增强 CT 和（或）重症肌无力相关抗体评估病情，目前胸部 CT 已提示胸腺瘤可能，胸腺异常是重症肌无力的主要伴发疾病，治疗其有助于改善重症肌无力的预后。部分胸腺瘤本身有恶性倾向，需要及时治疗，因此建议在病情稳定且尚轻微时，在使用溴吡斯的明的基础上尽早行胸腺切除术。

笔记

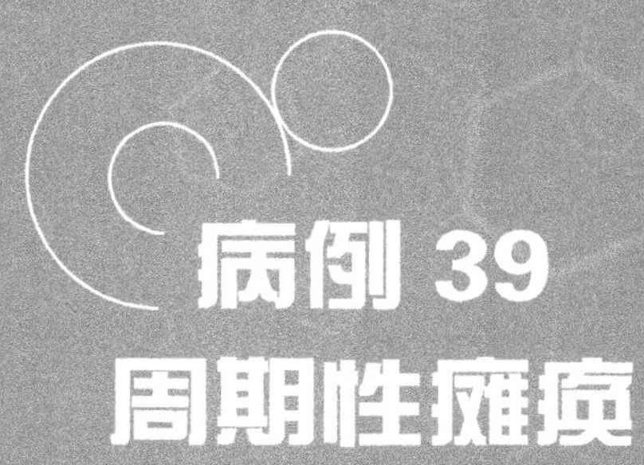

病例 39 周期性瘫痪

病历摘要

【基本信息】

患者男性，24 岁。

主诉：发作性肢体乏力 2 年，再发 1 天。

现病史：患者 2 年前晨起后突发四肢乏力，下肢较重，双侧对称，当时不能行走，双上肢尚可活动，但无法持物，自觉有四肢针刺感，无意识障碍，无言语含糊及吞咽障碍，无肢体抽搐，无胸闷气促，无尿便障碍，当时家属送其至当地医院，查血钾为 2.88 mmol/L，脊髓 MRI 及头颅 MRI 未见异常，诊断为低钾血症，给予对症补钾后好转。其后患者反复有上述肢体乏力发作，多于饱食、饮酒、清晨等时刻出现，时有进食后数小时自行缓解。

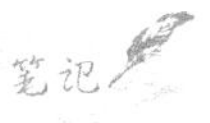

1 天前患者晨起再发上述肢体乏力，症状持续存在，今为求进一步救治，来我院门诊就诊。

既往史：无特殊。

个人史：无吸烟史，偶有饮酒。本科学历，职员。无疫区接触史，否认传染病接触史。否认药物成瘾史。

婚育史：未婚未育。

家族史：父亲患有高血压，母亲体健，独生子女，无兄弟姐妹。

【查体】

T 36.7 ℃，P 78 次 / 分，R 18 次 / 分，BP 120/76 mmHg。神志清楚，精神可，口齿清晰，对答流利，瞳孔等大等圆，直径 2.5 mm，对光反射灵敏，眼球活动灵活到位，未及复视，额纹对称，鼻唇沟双侧对称，示齿口角无歪斜，伸舌居中，心率 78 次 / 分，心律齐，未闻及心前区杂音，双侧呼吸音清，未闻及啰音，腹软，无压痛及反跳痛，双上肢近端肌力 2 级，远端肌力 3 级，双下肢近端肌力 0 级，远端肌力 2 级，双下肢腱反射消失，双上肢腱反射减弱，四肢深浅感觉无明显异常，病理征未引出。

【辅助检查】

血常规：白细胞计数 3.2×10^9/L，中性粒细胞百分比 67.7%，红细胞计数 3.4×10^{12}/L，血红蛋白 127.0 g/L，血小板计数 160.0×10^9/L。急诊生化：血钾 3.05 mmol/L，其余无明显异常。血肌钙蛋白、凝血功能未见异常。心电图：U 波、T 波低平，QRS 波增宽。头颅 CT：未见异常。脊髓 MR 及头颅 MR：未见异常。

笔记

诊断与病例分析

一、病史特点归纳

1. 青年男性，发作性起病。

2. 发作性肢体乏力 2 年，再发 1 天。

3. 病程反复发作，发作期间多次检测血钾低，进食、补钾后症状快速改善。

4. 无明确家族史。

二、初步诊断

周期性瘫痪（低钾型）。

三、诊断依据

1. 青年男性，发作性起病。

2. 发作性肢体乏力 2 年，再发 1 天。

3. 病程反复发作，进食、补钾后症状快速改善。

4. 查体：双上肢近端肌力 2 级，远端肌力 3 级，双下肢近端肌力 0 级，远端肌力 2 级，双下肢腱反射消失，双上肢腱反射减弱。

5. 辅助检查：急诊生化示血钾为 3.05 mmol/L，心电图示 U 波、T 波低平，QRS 波增宽。脊髓 MRI 及头颅 MRI 未见异常。

四、鉴别诊断

1. 吉兰 – 巴雷综合征：呈四肢弛缓性瘫痪表现，远端重于近端，肌电图示神经源性损害，可有前期感染病史或疫苗接种史，多无复发表现。

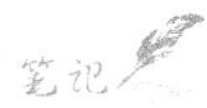

2. 重症肌无力：全身型可表现为四肢乏力，但多为亚急性起

病，症状呈波动性，晨轻暮重，部分伴有颅神经受累，重复电刺激可见波幅递减，无血钾降低，新斯的明试验阳性。

3. 继发性低血钾：多伴有基础疾病，如甲状腺功能亢进症、醛固酮增多症、肾小管酸中毒、腹泻等。

4. 高钾性周期性瘫痪：多在 10 岁以前发病，白天运动后发作频率较高，发作时血钾升高，心电图呈高血钾改变。

5. 正常血钾性周期性瘫痪：少见，10 岁前发病，发作期血钾正常。

五、治疗原则及具体措施

治疗原则：该病以急性期治疗、药物治疗为主，包括急性期发作、间歇期预防发作的用药，同时通过避免诱因预防发作。

1. 发作时补钾：10% 氯化钾或 10% 枸橼酸钾口服，也可静脉滴注。

2. 发作频繁者，发作间期可口服钾盐、螺内酯以预防发作。

3. 避免各种发病诱因，如过度劳累、受冻及精神刺激等。

4. 严重患者如出现呼吸肌麻痹应予辅助呼吸，严重心律失常者应积极纠正。

5. 日常管理：注重平衡饮食，养成良好的生活习惯。

专业问题解答

1. 该患者还可以做哪些检查以明确病情？

答：肌电图：提示运动电位时限短、波幅低，完全瘫痪时运动电位消失，电刺激无反应。

笔记

基因检查可为常染色体显性遗传或散发，有必要检查基因。

2. 为排除其他疾病还应进行哪些检查？

答：甲状腺功能、重复电刺激、新斯的明试验、胸部 CT、腰椎穿刺、血醛固酮、肾功能、肌酶、24 小时血尿电解质测定等检查。

人文伦理相关问题：

1. 患者比较紧张，担心自己某次发作后再也动不了，如何宣教？

答：大部分的周期性瘫痪是可以缓解的，持续时间为数小时至数周不等，并不会出现终身瘫痪，不要有太大心理负担，并且在常规补钾以后，会大大减少发作，患者也可关注自身发作诱因，并进行一定程度的预防。

2. 患者问及疾病预后及可能发展如何？

答：该病整体预后良好，一般随着年龄的增长发作次数趋于减少，在进行常规补钾以后，部分患者的发作也能得到控制。

3. 应如何对患者日常生活进行宣教？

答：发作频繁的患者应进行常规补钾，同时应避免各种发病诱因，比如过度劳累、受冻及精神刺激。低钠饮食，忌摄入过多碳水化合物等。严重患者如出现呼吸肌麻痹或严重心律失常应及时就医。

笔记

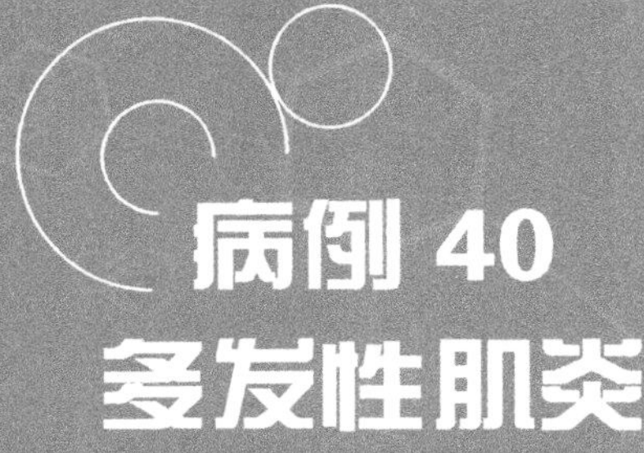

病例 40 多发性肌炎

病历摘要

【基本信息】

患者女性，45 岁。

主诉：进行性四肢乏力、酸痛 1 周。

现病史：患者 1 周前无明显诱因出现双侧大腿发酸，次日感觉力弱，但可正常行走，近 3 天双侧大腿无力加重，自觉走路费力，下蹲起立和上楼梯时明显，伴大腿根部肌肉酸痛加重，同时双上肢也觉酸痛无力，双手上举费力、持物不稳。3 日前发现双侧面颊部及颈背部有界线尚清晰的连片红斑，发病以来无发热、无咳嗽和呼吸困难，但是又感觉心悸、头晕。食欲略差、睡眠可，二便正常。

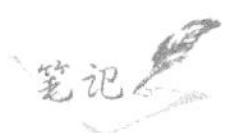

既往史：无特殊。

个人史：无吸烟、酗酒史。无疫区接触史，否认传染病接触史。否认药物成瘾史。

婚育史：23 岁结婚，生育 1 子 1 女，均体健，配偶健在，家庭和睦。

家族史：父母已故。

【查体】

T 36.5 ℃，P 78 次 / 分，R 16 次 / 分，BP 126/84 mmHg。神志清楚，精神可，口齿清晰，对答流利，瞳孔等大等圆，直径 2.5 mm，对光反射灵敏，眼球活动灵活到位，未及复视，额纹对称，双侧鼻唇沟对称，伸舌居中，无舌肌萎缩及肌束颤动，四肢近端肌力 3 级，远端肌力 5 – 级，股四头肌和臀大肌力弱较明显，四肢肌张力减低，肱二头肌、肱三头肌、三角肌、股四头肌、臀大肌压痛明显，共济运动协调，肱二头肌、肱三头肌、桡骨膜、膝踝反射均明显减弱，四肢深浅感觉无明显异常，病理征未引出。面部、颈背部有红斑。

【辅助检查】

血常规：白细胞计数 12.2×10^9/L，中性粒细胞百分比 85%，红细胞计数 4.82×10^{12}/L。肝功能：ALT 78 IU/L，AST 88 IU/L，肌酶：CK 3130 IU/L，LDH 441 IU/L，CRP 40 mg/L，抗核抗体（+），SRP（+），血清 IgG、IgA、IgM 增高，24 小时尿中肌酸排出量可显著增加，大于 1000 mg/24 h。

肌电图：插入电位延长，可见自发性纤颤电位、肌强直样放电活动。轻收缩时运动单位电位平均波幅降低，时限缩短；重收

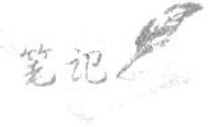

缩时出现低波幅干扰相，提示肌源性损害。

肌活检：肌纤维大小不一，变形、坏死和再生活跃，肌内膜、肌周膜和血管周围可见大量炎性细胞浸润。急性肌周膜出现重度炎性细胞浸润。

诊断与病例分析

一、病史特点归纳

1. 中年女性，急性起病。

2. 四肢近端乏力、酸痛 1 周。

3. 查体：四肢近端无力，肌肉酸痛。

4. 病情有进展表现，伴面部红斑。

5. 既往体健。

二、初步诊断

多发性肌炎。

三、诊断依据

1. 中年女性，急性起病。

2. 进行性四肢乏力、酸痛 1 周。

3. 既往体健。

4. 查体：四肢近端肌力 3 级，远端肌力 5 – 级，股四头肌和臀大肌力弱较明显，四肢肌张力减低，肱二头肌、肱三头肌、三角肌、股四头肌、臀大肌压痛明显，面部、颈背部有红斑。

5. 辅助检查：实验室检查示肌酶高，炎症指标高，抗体阳性。肌电图示肌源性损害。肌活检示肌纤维大小不一，变形、坏死和

笔记

再生活跃，肌内膜、肌周膜和血管周围可见大量炎性细胞浸润。急性肌周膜出现重度炎性细胞浸润。

四、鉴别诊断

1. 重症肌无力：重症肌无力也可表现为四肢无力，但多发性肌炎没有症状波动及晨轻暮重现象，且重复电刺激及新斯的明试验阳性。

2. 肢带型肌营养不良：也可有四肢近端、肩胛带肌无力和萎缩，常有家族史，临床上无肌痛，肌肉活检无明显炎细胞浸润。

3. 脂质沉积性肌病：急性发生的四肢无力且发展较快，对激素治疗反应效果好，活检示肌纤维内堆积大量脂滴，肌纤维呈粗大空泡样变性。

五、治疗原则及具体措施

治疗原则：目前不可治愈，以药物治疗为主，以期控制症状，延缓病情发展。

1. 急性期卧床休息，以保持肌肉功能和避免挛缩。

2. 进食高热量、高蛋白饮食及对症和支持疗法，防治肺炎等各种感染。

3. 尽早应用糖皮质激素，为首选药物。初始泼尼松 1 ～ 1.5 mg/（kg • d），晨起顿服，维持 4 ～ 8 周后减量，高剂量时每 1 ～ 2 周减 1 片，至 30 mg/d 以下时每 1 ～ 2 个月减 1/2 ～ 1 片，可减停或小剂量维持；静脉注射免疫球蛋白。

4. 使用激素的同时可以静脉注射免疫球蛋白，一般剂量为 400 mg/（kg • d），连续 5 天静脉注射。

5. 对于糖皮质激素不敏感、耐受性差的患者可加用或换用免

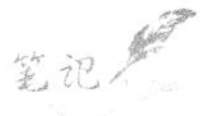

疫抑制剂，目前最常用的是硫唑嘌呤，初始剂量为 50 mg/d，1 周后可加至 2 mg/（kg • d），定期监测血常规、肝功能。

专业问题解答

1. 多发性肌炎典型病理表现有哪些？

答：急性期典型病理表现为肌纤维大小不一，变形、坏死和再生活跃，肌内膜、肌周膜和血管周围可见大量炎性细胞浸润。急性期肌周膜可出现重度炎性细胞（淋巴细胞、单核巨噬细胞）浸润，聚集成灶，称之为小结节肌炎，随病情进展结缔组织增生越来越明显。

2. 多发性肌炎的肌电图改变有哪些？

答：短时限、低波幅的多相电位，可见纤颤及正相电位，偶见肌强直电位。

人文伦理相关问题：

患者关心该病怎样确诊？预后如何？

答:（1）该病主要累及四肢近端肌肉，出现抬头困难、举臂及抬腿困难等，并可能会出现肌肉疼痛，严重者会出现吞咽及呼吸困难，进而影响生命。通过肌炎抗体检测及肌肉活检可以进行诊断。手术前需安抚患者，表明活检的必要性，以及将活检部位、活检时长、是否有疼痛等患者关心的问题告知患者。

（2）针对多发性肌炎的主要治疗措施为药物治疗，常用糖皮质激素、丙种球蛋白及免疫抑制剂。多发性肌炎不可治愈，但是可以通过良好的治疗控制病情，延缓疾病进展，绝大部分患者预后较好。有基础疾病的患者可能因病情严重而发生死亡。

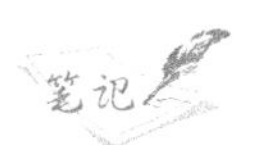

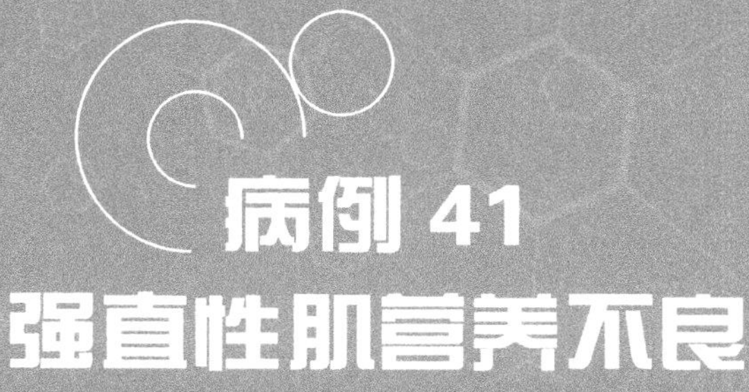

病例 41 强直性肌营养不良

病历摘要

【基本信息】

患者男性，45 岁。

主诉：眼睑下垂半年，进行性四肢远端乏力 3 个月。

现病史：患者半年前无明显诱因出现双侧眼睑轻度下垂，无晨轻暮重现象。3 个月前无明显诱因出现四肢乏力，远端明显，渐出现手握无力，不能用脚尖行走，上楼梯费力，无肌肉酸痛。食欲、睡眠可，二便正常。

既往史：无特殊。

个人史：无吸烟、酗酒史。无疫区接触史，否认传染病接触史。否认药物成瘾史。

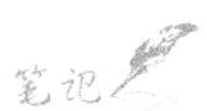

婚育史：23岁结婚，育有1子1女，均体健，配偶健在，家庭和睦。

家族史：父母已故。父亲有类似病史及面容。

【查体】

T 36.5 ℃，P 78次/分，R 16次/分，BP 126/84 mmHg。斧状面容，神志清楚，精神可，口齿清晰，对答流利，瞳孔等大等圆，直径2.5 mm，对光反射灵敏，眼球活动灵活到位，未及复视，额纹对称，双侧鼻唇沟对称，伸舌居中，无舌肌萎缩及肌束颤动，紧握性肌强直，大鱼际肌球（+），远端肌力3级，近端肌力5－级，四肢深浅感觉无明显异常，病理征未引出。

【辅助检查】

血常规：白细胞计数8.2×10^9/L，中性粒细胞百分比65%，红细胞计数4.82×10^{12}/L。肌酶：CK 130 IU/L。肌电图：肌强直放电。肌活检：肌纤维大小不一，肥大肌纤维明显增多，可见肌纤维分裂，小角化肌纤维散在，无失神经支配的群萎缩现象，变性、坏死肌纤维少见，结缔组织有不同程度增生。可见中心核、核聚集和肌浆块。

诊断与病例分析

一、病史特点归纳

1. 中年男性，慢性起病。

2. 眼睑下垂半年，进行性四肢远端乏力3个月。

3. 病程呈慢性进展性。

笔记

4. 既往体健。

5. 有类似家族史。

二、初步诊断

强直性肌营养不良。

三、诊断依据

1. 中年男性，慢性起病。

2. 眼睑下垂半年，进行性四肢远端乏力 3 个月。

3. 有类似家族史。

4. 查体：斧状面容，四肢远端无力，紧握性肌强直，大鱼际肌球（+）。

5. 辅助检查：肌酶轻度升高，肌电图示强直性放电。肌活检示肌纤维大小不一，肥大肌纤维明显增多，可见肌纤维分裂，小角化肌纤维散在，无失神经支配的群萎缩现象，变性、坏死肌纤维少见，结缔组织有不同程度增生。可见中心核、核聚集和肌浆块。

四、鉴别诊断

1. 先天性肌强直：与强直性肌营养不良的主要区别点为肌强直及肌肥大，貌似运动员但肌力减弱，无肌萎缩和内分泌改变。

2. 先天性副肌强直：该病在出生后就持续存在面部、手、上肢远端肌肉遇冷后肌强直或活动后出现肌强直（反常肌强直）和无力，如冷水洗脸后眼睛缓慢睁开，在温暖状态下症状迅速消失，叩击性肌强直明显。

3. 高钾性周期性瘫痪：10 岁前起病的弛缓性瘫痪伴肌强直，发作时血钾水平升高、心电图 T 波升高，基因诊断可明确。

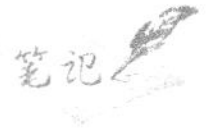

五、治疗原则及具体措施

治疗原则：无有效治疗方法，对症治疗。

1. 为减轻肌强直，可口服苯妥英钠 0.1 g tid 或卡马西平 0.1 ～ 0.2 g tid。

2. 心脏传导阻滞者禁用普鲁卡因胺，注意监测心脏病，严重房室传导阻滞者可选择植入永久性心脏起搏器治疗。

3. 白内障可手术治疗。

4. 内分泌对症治疗。

5. 肌无力尚无治疗方法。

6. 康复疗法。

专业问题解答

1. 强直性肌营养不良的典型病理表现有哪些？

答：肌活检示肌纤维大小不一，肥大肌纤维明显增多，可见肌纤维分裂，小角化肌纤维散在，无失神经支配的群萎缩现象，变性、坏死肌纤维少见，结缔组织有不同程度增生。可见中心核、核聚集和肌浆块。

2. 强直性肌营养不良的肌电图改变有哪些？

答：肌强直放电，受累肌肉出现连续高频强直波逐渐衰减，肌电图扬声器发出类似轰炸机俯冲样声音。

人文伦理相关问题：

患者关心该病怎样确诊？预后如何？

答：强直性肌营养不良是一组以肌强直及进行性肌无力、肌

笔记

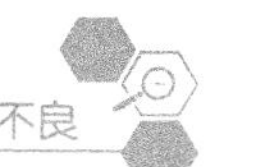

萎缩的常染色体显性遗传病，最常见的症状是双手握拳后不能松开，叩诊时大鱼际可出现肌球。该种疾病除累及四肢骨骼肌以外，还可能会出现内分泌异常如勃起功能障碍、脱发、女性不孕、流产、糖尿病、甲状腺异常，也会出现以房室传导阻滞为主的心律失常，以及影响中枢神经、损害认知。通常该类疾病通过肌电图即能发现，萎缩严重者可以进行肌肉活检，有条件的话可以直接进行基因诊断。手术前需安抚患者，表明活检的必要性，以及将活检部位、活检时长、是否有疼痛等患者关心的问题告知患者。针对强直性肌营养不良的主要治疗措施为药物治疗，同时注意监测心律，必要时安装心脏起搏器。

笔记

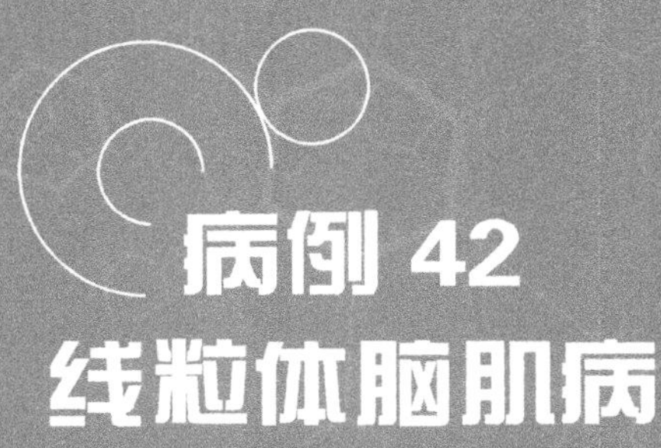

病例 42 线粒体脑肌病

病历摘要

【基本信息】

患者男性，29 岁。

主诉：反复肢体不自主抽动 2 年，再发伴言语不能 4 天。

现病史：患者 2 年前无明显诱因出现左侧肢体不自主抽动，称大幅度、不规则反复抽动，双眼上翻伴躯体及头部扭转，不能自行停止运动，白天呈持续性，发作时无意识丧失，无口舌咬伤、口吐白沫，无大小便失禁，睡眠时可缓解。4 天前上述症状再发，并出现言语不能，可以理解语言意思，发病以来感活动后易疲劳。食欲略差、睡眠可，二便正常。

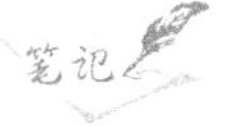

既往史：糖尿病病史 2 年，血糖控制欠佳。

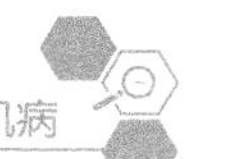

个人史：无吸烟、酗酒史。无疫区接触史，否认传染病接触史。否认药物成瘾史。

婚育史：23 岁结婚，育有 1 子 1 女，均体健，配偶健在，家庭和睦。

【查体】

T 36.5 ℃，P 78 次 / 分，R 16 次 / 分，BP 140/90 mmHg。神志清楚，精神可，口齿清晰，对答流利，体表多毛，偏瘦体型，瞳孔等大等圆，直径 2.5 mm，对光反射灵敏，眼球活动灵活到位，未及复视，额纹对称，双侧鼻唇沟对称，伸舌居中，无舌肌萎缩及肌束颤动，四肢肌力 5 级，深浅感觉无明显异常，病理征未引出。疲劳试验（+）。

【辅助检查】

血生化：乳酸、丙酮酸最小运动量试验阳性。

脑电图：弥漫性背景活动减弱，部分慢波中夹杂少量尖波。

头颅 MRI：双侧颞、顶、枕叶皮层区呈大片状长 T_1、T_2 信号，皮质广泛性肿胀，以左侧为著，有占位效应，脑沟、裂变窄。DWI 可见明显异常高信号。增强扫描见上述病灶区呈广泛脑回样、条片状强化（图 42-1）。

肌电图：插入电位延长，可见自发性纤颤电位、肌强直样放电活动。轻收缩时运动单位电位平均波幅降低，时限缩短；重收缩时出现低波幅干扰相，提示肌源性损害。

肌活检：肌纤维大小不一，大量破碎红纤维存在，血管壁环氧合酶活性增高。

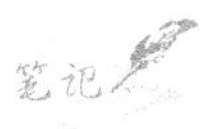

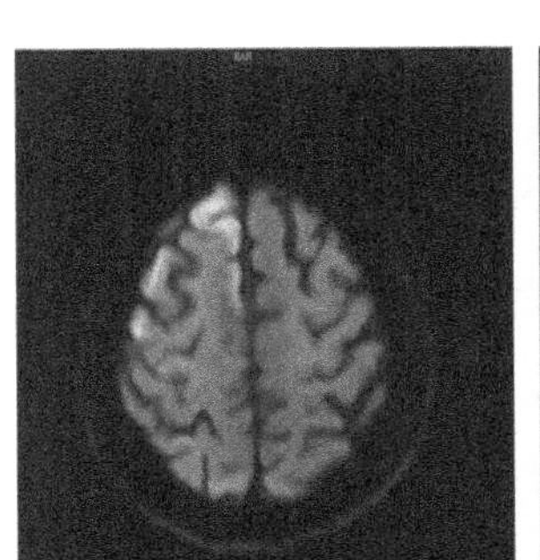
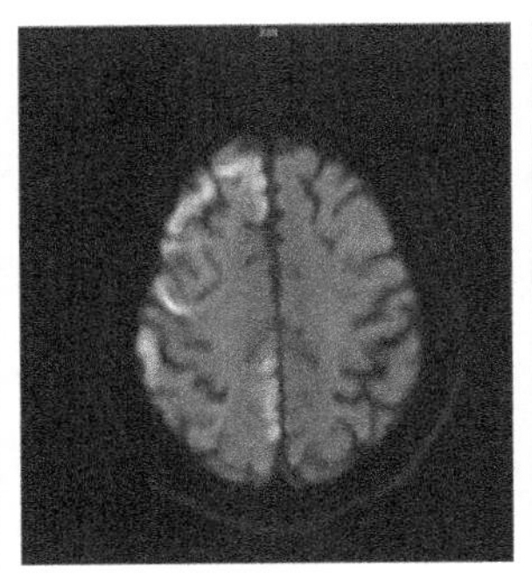
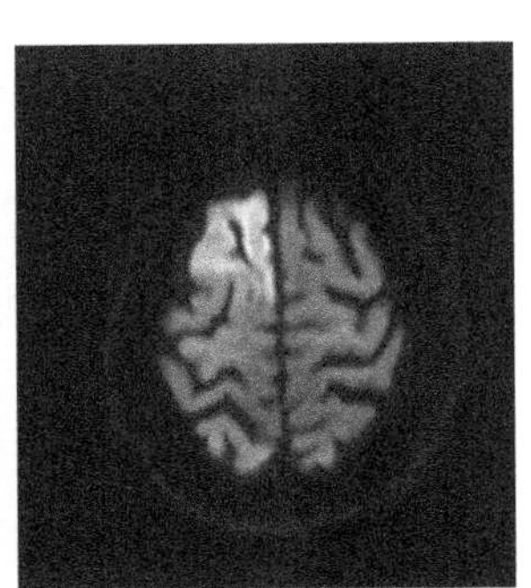

图 42-1　头颅 MRI

诊断与病例分析

一、病史特点归纳

1. 青年男性，慢性起病。

2. 反复肢体不自主抽动 2 年，再发伴言语不能 4 天。

3. 病情反复进展。

4. 既往有糖尿病病史。

5. 否认家族史。

二、初步诊断

线粒体脑肌病。

三、诊断依据

1. 青年男性，慢性起病。

2. 反复肢体不自主抽动 2 年，再发伴言语不能 4 天。

3. 既往有糖尿病病史。

4. 查体：疲劳试验（+）。

5. 辅助检查：乳酸、丙酮酸最小运动量试验阳性。头颅 MRI 示双侧颞、顶、枕叶皮层区呈大片状长 T_1、长 T_2 信号，皮质广泛性肿胀，以左侧为著。DWI 可见明显异常高信号，增强扫描见上述病灶区呈广泛脑回样、条片状强化。肌电图示肌源性损害。肌活检示肌纤维大小不一，大量破碎红纤维存在，血管壁环氧合酶活性增高。

四、鉴别诊断

1. 脑梗死：患者年龄普遍偏大，梗死区符合闭塞动脉供血区，脑组织明显肿胀，可见占位效应，如果临床有多次卒中样发作的病史，且脑血管检查未见明确大血管病变，要考虑到线粒体脑肌病 MELES 型的可能。

2. 中枢性感染：常伴发热、头痛，以及脑脊液压力、蛋白、细胞升高，头颅 MRI 示不规则异常信号改变，增强 MRI 可见异常强化。

3. 低血糖发作：患者会有肢体抽搐等表现，通过随机血糖可鉴别。

五、治疗原则及具体措施

治疗原则：通过药物、饮食调节和运动管理等改善或纠正不正常的病理和生理过程，及时治疗各个系统的损害及预防各种并发症。

1. 为减轻肌强直，可口服苯妥英钠 0.1 g tid 或卡马西平 0.1 ～ 0.2 g tid。

2. 心脏传导阻滞者忌用普鲁卡因胺，注意监测心脏病，严重房室传导阻滞者可选择植入永久性心脏起搏器治疗。

3. 白内障可手术治疗。

4. 内分泌疾病对症治疗。

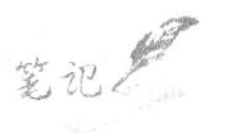

5. 肌无力尚无治疗方法。

6. 康复疗法。

专业问题解答

1. 线粒体脑肌病包括哪些综合征？简述其中 1 ～ 2 种特征。

答：线粒体脑肌病包括 MELAS 综合征、MERRF 综合征、KSS 综合征、Pearson 综合征、Alpers 病、Leigh 综合征、Menke 病、Leber 遗传性视神经病、视网膜色素变性共济失调性周围神经病、Wolfram 综合征。

（1）MELAS 综合征：即线粒体脑肌病伴乳酸血症和卒中样发作的一组临床症状，多为母系遗传。首发症状为运动不耐受、卒中样发作、偏轻瘫、失语、皮层盲或聋。并有肢体无力、抽搐或阵发性头痛、智力低下、痴呆及乳酸血症，肌活检见破碎红纤维、异常线粒体和晶格样包涵体。CT 可见 30% ～ 70% 的苍白球钙化，MRI 可见皮层有层状异常信号的特征。基因检测可见 3243 或 3271 核苷酸点突变。

（2）KSS 综合征：表现为视网膜色素变性、心脏传导阻滞和眼外肌麻痹。多在 20 岁前发病，其他症状可有头痛发作、肢体无力、矮小、智力低下，少数有内分泌功能低下、甲状旁腺功能低下、苍白球钙化、MRI 皮层和白质异常信号。肌活检少数患者可见破碎红纤维和异常线粒体，CT 和 MRI 有的可见基底节钙化和白质病变。基因检测特点为 mtDNA 缺失或大量重排。

笔记

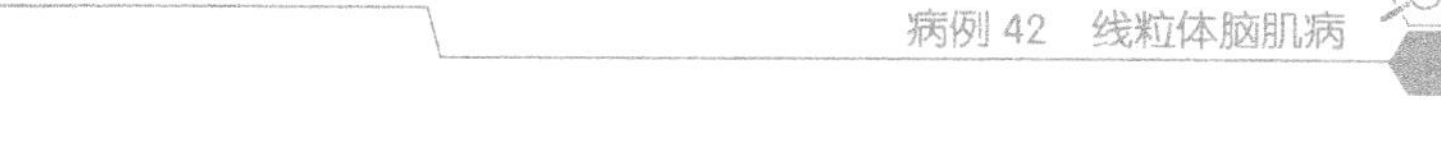

2. 线粒体脑肌病的病因有哪些？

答：线粒体基因或核基因突变引起的线粒体结构或功能损害、三磷酸腺苷合成不足导致中枢神经系统和肌肉组织等多系统功能障碍的疾病。

人文伦理相关问题：

患者关心该病怎样确诊？预后如何？

答：线粒体脑肌病是一组由线粒体结构和（或）功能异常所导致的以脑和肌肉受累为主的多系统疾病。其肌肉损害主要表现为骨骼肌极度不能耐受疲劳，神经系统主要表现有眼外肌麻痹、卒中、癫痫反复发作、肌阵挛、偏头痛、共济失调、智力障碍及视神经病变等，其他系统表现可有心脏传导阻滞、心肌病、糖尿病、肾功能不全、假性肠梗阻和身材矮小等。手术前需安抚患者，表明活检的必要性，以及将活检部位、活检时长、是否有疼痛等患者关心的问题告知患者。针对线粒体脑肌病的主要治疗措施为药物治疗，急性期治疗针对卒中样发作和癫痫发作，缓解期建议食用高蛋白、高碳水化合物、低脂饮食，并针对线粒体功能障碍进行药物治疗。此病无法治愈，但是可以通过良好的治疗控制病情，延缓疾病进展，部分患者需要手术治疗，如心脏移植。有基础疾病的患者可能因病情严重而导致死亡。

笔记

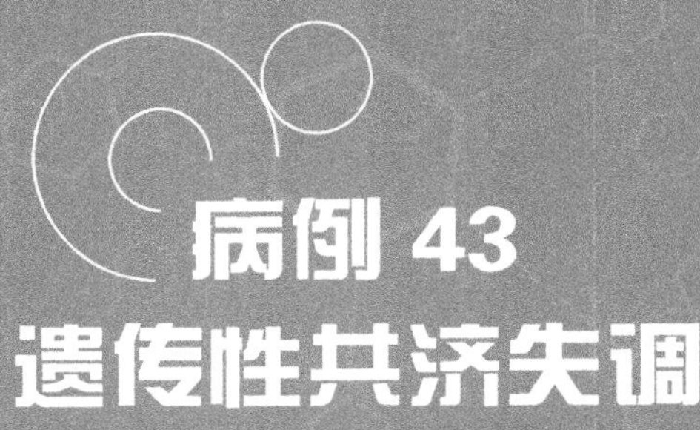

病例 43 遗传性共济失调

病历摘要

【基本信息】

患者男性，42 岁。

主诉：步态不稳、言语不清进行性加重 6 年。

现病史：患者 6 年前无明显诱因出现步态不稳，双下肢乏力、发硬，伴言语缓慢，当时无口齿不清，无肢体活动麻木及抽搐，无头痛、头晕，无恶心呕吐，无大小便障碍等，当时程度较轻，未重视及就诊。6 年来上述症状渐渐加重，逐步出现说话含糊不清，语言不流畅，呈吟诗样语言，走路步幅变小，易跌倒，伴有双手震颤，静止时出现，紧张时加重，无发热畏寒，无意识障碍，无智力下降等其他不适，为求进一步诊治，来我院门诊就诊。

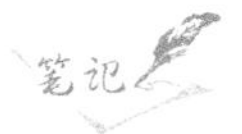

既往史：体健。

个人史：否认烟酒史。大学本科学历。无疫区接触史，否认传染病接触史。否认药物成瘾史。

婚育史：26 岁结婚，妻子体健，育有 1 女，体健，家庭和睦。

家族史：母亲健在，父亲、爷爷、姨妈及 2 个表姐（均为姨妈的女儿）均有类似疾病，其中爷爷、姨妈均已故，2 个表姐尚体健，均未曾正规诊治。有 1 弟，体健。

【查体】

T 37.0 ℃，P 78 次 / 分，R 18 次 / 分，BP 110/70 mmHg。神志清楚，精神可，视乳头边界清晰，中心凹存在，双眼外凸，可见水平眼震，余颅神经未见明显异常。言语缓慢，呈吟诗样语言。双手可见静止性震颤，走路左右摇晃，小步态。四肢关节无畸形，四肢肌力 5 级，四肢肌张力稍增高，四肢腱反射活跃，双侧 Babinski 征阳性。双侧指鼻试验、跟膝胫试验欠协调，闭目难立征可疑阳性。双足浅感觉减退，余深浅感觉对称。心、肺、腹查体未见明显异常。

【辅助检查】

血常规、生化、甲状腺功能、肿瘤标志物、自身免疫抗体系列、乙肝三系等均正常，梅素、艾滋检查阴性。脑脊液压力正常，脑脊液常规、生化均正常。心电图正常，胸部 CT 正常，头颅 MRI 示小脑萎缩。双足 X 线片未见骨骼畸形。

笔记

诊断与病例分析

一、病史特点归纳

1. 中年男性，慢性起病。

2. 步态不稳、言语不清进行性加重 6 年。

3. 病情缓慢加重。

4. 逐步出现走路步幅变小，易跌倒，双手静止性震颤。

5. 有阳性家族史。

二、初步诊断

遗传性共济失调。

三、诊断依据

1. 中年男性，慢性起病。

2. 步态不稳、言语不清进行性加重 6 年，逐步出现走路步幅变小，易跌倒，双手静止性震颤。

3. 有阳性家族史。

4. 查体：双眼外凸，可见水平眼震。言语缓慢，呈吟诗样语言。双手可见静止性震颤，走路左右摇晃，小步态。四肢肌张力稍增高，四肢腱反射活跃，双侧 Babinski 征阳性。双侧指鼻试验、跟膝胫试验欠协调，闭目难立征可疑阳性。双足浅感觉减退。

5. 辅助检查：头颅 MRI 示小脑萎缩。

四、鉴别诊断

1. 中毒性共济失调：如乙醇中毒、重金属中毒、抗癫痫药物蓄积等。

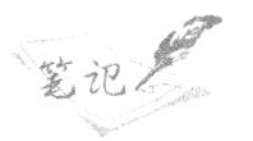

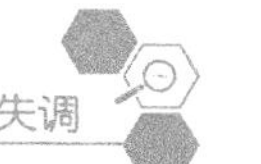

2. 多系统萎缩：可以表现为小脑性共济失调症状，但通常伴有自主神经受累症状，头颅 MRI 可发现壳核、脑干、小脑中脚和小脑等明显萎缩。

3. 小脑肿瘤：通常为亚急性或慢性起病，可表现为神经功能缺损，影像学检查可见占位性病变。

4. 多发性硬化：可有复发 – 缓解的病史和中枢神经系统多数病变的体征，头颅 MRI 可提示大脑和脊髓病变的区域，可识别临床无症状的病灶。

5. 维生素 E 缺乏症：一般没有构音障碍、骨骼或心脏异常，血清中的维生素 E 水平下降。

五、治疗原则及具体措施

治疗原则：以对症和支持治疗为主，主要目标是减轻症状，延缓病情进展，维持日常生活自理能力。

1. 共济失调症状：5- 羟色胺 1A 受体激动剂丁螺环酮、坦度螺酮、利鲁唑可部分改善症状。

2. 锥体外系症状：左旋多巴及其复合制剂、苯海索、金刚烷胺等可部分改善症状。

3. 痉挛症状：可选用加巴喷丁、巴氯芬等。

4. 肌阵挛：首选氯硝西泮。

5. 癫痫：可选用丙戊酸钠、奥卡西平、卡马西平、托吡酯、左乙拉西坦等。

6. 认识功能障碍：可选用多奈哌齐、美金刚等。

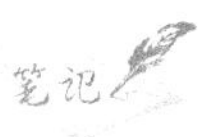

7. 抑郁症：可选用 5- 羟色胺选择性重摄取抑制剂，如帕罗西汀、舍曲林、西酞普兰等。

8. 其他：应用神经保护剂，行心理治疗、康复治疗。

9. 基因治疗、干细胞移植及进行遗传咨询等。

专业问题解答

1. 遗传性共济失调根据遗传方式可分为哪几种？本患者最有可能的类型是什么？需要做哪些检查来确诊？

答：分为常染色体显性遗传、常染色体隐性遗传、X 连锁遗传、伴有线粒体疾病的共济失调。本患者为常染色显性遗传中的脊髓小脑性共济失调 3 型。需要进一步做基因检测，有类似疾病的家属也建议进行基因检测。

2. 患者诊疗过程中出现四肢麻木，以双下肢为主，怎么处理？检查结果可能是什么？

答：进一步查四肢肌电图，给予 B 族维生素营养神经。肌电图可能提示四肢周围性神经损害。

人文伦理相关问题：

1. 患方对于疾病诊断持有怀疑态度，如何跟患方进行交流与沟通？

答：（1）首先要与患者共情，表示理解患者的担忧。

（2）向患者解释具体病情，表达出目前只是初步考虑，并未确诊，需要做进一步检查。

笔记

（3）我方尽力完善相关检查，尽快给出诊断依据，若还是有疑问，可以至上级医院进一步确诊。

2. 患方对做基因检测有疑问，觉得没必要，如何跟患方进行谈话？

答:（1）首先表示理解患者的疑惑。

（2）向患者详细交代病情，目前的诊断考虑为遗传性共济失调，强调基因检测的重要性。

（3）基因检测不仅可以用来诊断，也可以用来治疗，还可以检测家属是否患有该疾病。

3. 患方对该疾病感到很绝望，想要放弃治疗，如何向患方解释病情并安慰患方？

答:（1）一定要与患者共情，表示同情并理解患者的心情。

（2）向患者耐心地解释病情，表示该病虽然是遗传性疾病，但进展较为缓慢。

（3）强调本病也是有药物可延缓其病情发展的，目前医疗手段先进，还可以进行基因治疗及干细胞移植，不必过多担心，更不能因此放弃治疗。

笔记

病例 44
神经系统副肿瘤综合征

病历摘要

【基本信息】

患者男性，56 岁。

主诉：反复咳嗽、咳痰 1 年，进行性四肢无力 7 个月。

现病史：患者 1 年前无明显诱因出现咳嗽、咳痰，呈阵发性，程度不剧烈，痰多为白色，黏稠，偶有血丝，无胸闷、胸痛，无发热畏寒，无气促、气喘，当时未重视及就诊。1 年来症状持续存在，未见明显缓解。约 7 个月前在此基础上逐步出现四肢无力，蹲下不能站起，上楼梯困难，双手抬起费力，不能刷牙、梳头，双手能持物，症状波动，晨轻暮重，活动后加重，休息后可缓解，无眼睑下垂，无饮水呛咳，无吞咽困难，无大小便障碍，无呼吸

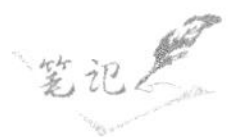

困难，无意识障碍等。曾在当地医院就诊，胸部 X 线片提示右肺部阴影，考虑重症肌无力可能，给予溴吡斯的明片每次 60 mg，4 次 / 日，肌无力改善不明显。为进一步诊治，来我院就诊。

既往史：体健。

个人史：吸烟 30 余年，每天 1 包；偶有饮酒。初中学历，退休工人。无疫区接触史，否认传染病接触史。否认药物成瘾史。

婚育史：23 岁结婚，育有 1 子 1 女，均体健，配偶健在，家庭和睦。

家族史：父母已故，父亲死于肺癌，母亲死因不详。有 1 姐 1 弟，均体健。

【查体】

T 37.0 ℃，P 78 次 / 分，R 18 次 / 分，BP 130/78 mmHg。神志清楚，精神可，消瘦貌。口齿清晰，对答流利，瞳孔等大等圆，直径 2.5 mm，对光反射灵敏，眼球活动灵活到位，未及复视，额纹对称，伸舌居中，余颅神经未见明显异常。心率 78 次 / 分，心律齐，未闻及心前区杂音，双侧呼吸音清，未闻及啰音，腹软，无压痛及反跳痛，四肢近端肌力 4 级，远端肌力 5 级，四肢肌张力正常，共济运动协调，四肢腱反射减弱，四肢深浅感觉无明显异常，闭目站立正常，病理征未引出。

【辅助检查】

血常规：白细胞计数 5.8×10^9/L，中性粒细胞百分比 74.1%，红细胞计数 3.1×10^{12}/L，血红蛋白 96.0 g/L，血小板计数 150.0×10^9/L。大生化提示白蛋白 35 g/L，余无明显异常。肿瘤标志物提示铁蛋白 567 g/L，余无特殊。甲状腺功能、自身免疫

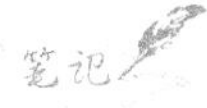

抗体系列、乙肝三系等均正常，梅素、艾滋检测阴性。胸部 X 线片：右肺部阴影。心电图：窦性心律。头颅 CT：未见异常。胸部增强 CT：右肺癌（图 44-1）。

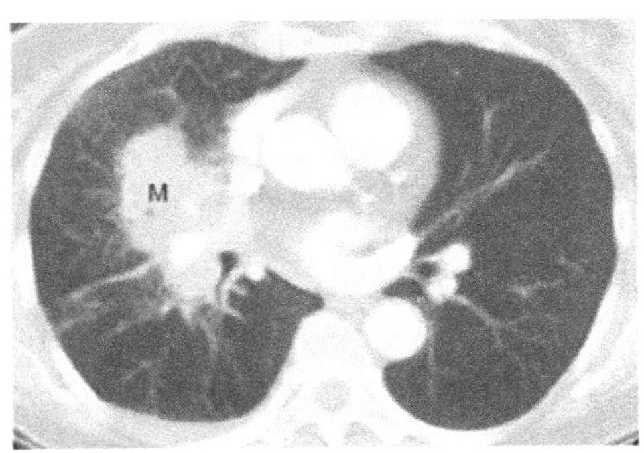

图 44-1　胸部增强 CT

诊断与病例分析

一、病史特点归纳

1. 中老年男性，慢性起病。
2. 反复咳嗽、咳痰 1 年，进行性四肢无力 7 个月。
3. 溴吡斯的明口服后肌无力改善不明显。
4. 胸部 X 线片提示右侧肺部阴影。
5. 有长期吸烟史。

二、初步诊断

①神经系统副肿瘤综合征；② Lambert-Eaton 肌无力综合征；③右肺癌；④贫血。

三、诊断依据

1. 中老年男性，慢性起病。

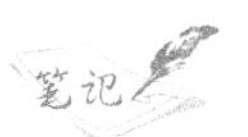

2. 反复咳嗽、咳痰 1 年，进行性四肢无力 7 个月。

3. 溴吡斯的明口服后肌无力改善不明显。

4. 有长期吸烟史。

5. 查体：消瘦貌。四肢近端肌力 4 级，远端肌力 5 级，四肢腱反射减弱，心、肺、腹查体无特殊。

6. 辅助检查：血常规示红细胞计数 3.1×10^{12}/L，血红蛋白 96.0 g/L。大生化提示白蛋白 35 g/L。肿瘤标志物提示铁蛋白 567 g/L。胸部 X 线片提示右侧肺部阴影。胸部增强 CT 提示右肺癌。

四、鉴别诊断

1. 重症肌无力：常以眼肌麻痹为首发症状，晨轻暮重，新斯的明试验阳性，肌电图低频重复电刺激波幅递减，抗胆碱酯酶药物治疗有效等。

2. 多发性肌炎：主要侵犯骨骼肌，表现以近端力弱为主，常伴颈肌及典型皮肤损害，无感觉障碍，血清肌酸激酶活性明显增高，肌电图显示肌源性损害。

3. 吉兰－巴雷综合征：患者常在发病前 1 ～ 4 周有感染史，急性或亚急性起病，四肢对称性弛缓性瘫痪，可伴有感觉异常和末梢型感觉障碍、脑神经受损，脑脊液蛋白细胞分离，肌电图提示脱髓鞘病变等。

4. 慢性支气管炎：临床以咳嗽、咳痰为主要表现，每年持续 3 个月以上，连续 2 年或 2 年以上。

5. 肺部良性肿瘤：临床上大多无症状，X 线片上常呈圆形块

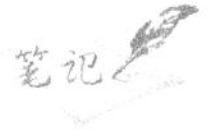

影，边缘整齐，没有毛刺，也不呈分叶状。胸部增强 CT、支气管镜活检可鉴别。

五、治疗原则及具体措施

治疗原则：以治疗原发病为主，针对原发肿瘤的治疗可以使神经系统症状获得改善。若无合并肿瘤证据应随访 3 年以上，定期复查。

1. 症状性治疗方面

（1）可以应用乙酰胆碱释放增强剂 3，4- 二氨基吡啶（3，4-Diaminopyridine，DAP）。

（2）抗胆碱酯酶药物如溴吡斯的明。

（3）以上药物无效时，可考虑应用免疫抑制剂（如泼尼松、硫唑嘌呤）、血浆置换或免疫球蛋白冲击治疗，利妥昔单抗治疗可能有效。

2. 如明确肿瘤，则对肿瘤进行化疗、放疗或手术切除。

专业问题解答

1. 为确诊本患者患 Lambert-Eaton 肌无力综合征还需要进行哪些检查？本患者可能会得到何种结果？

答：（1）需要进一步查肌电图、重复电刺激、神经传导速度等。

（2）本患者重复电刺激提示低频重复电刺激波幅下降，高频重复电刺激波幅明显增高。肌电图可无明显异常。

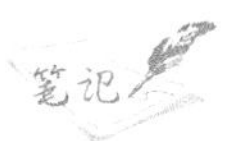

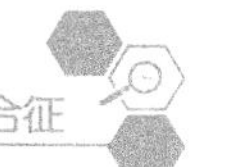

2. 患者诊疗过程中突然出现咯血，怎么处理？经积极治疗后患者咯血停止，对于后续治疗有何建议？

答:（1）一般处理：监测生命体征，保持气道通畅，患者卧床休息，患侧卧位，消除紧张和恐惧心理；止血治疗：药物止血、介入止血；补液。

（2）待病情平稳之后，建议患方针对肺癌进行治疗，可请呼吸科、胸外科等相关科室会诊。

人文伦理相关问题：

1. 患方对副肿瘤综合征不理解，如何向患方解释？

答：详细向患者解释该疾病，副肿瘤综合征是指恶性肿瘤引起的神经或肌肉损害，不是直接侵犯或转移引起的，也不是因肿瘤压迫或治疗等引起的，是一种自身免疫反应。有时候神经系统的病变可先于肿瘤出现，也可在患肿瘤之后出现。

2. 既然本病考虑由肺癌所致，为什么还要进行肌电图、重复电刺激等检查？是不是有过度检查的可能？

答：肺癌导致的副肿瘤综合征可以有多种表现，其中有肌无力综合征这种疾病，目前患者的临床表现倾向于该病，但不能排除重症肌无力等其他疾病，需要进行肌电图、重复电刺激等检查来进行诊断及鉴别诊断，故不是过度检查，是必要检查。

笔记

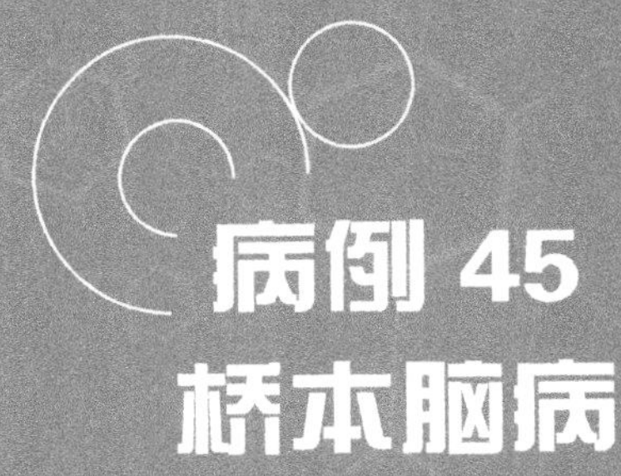

病例 45
桥本脑病

病历摘要

【基本信息】

患者女性，40 岁。

主诉：头晕、睡眠增多 2 个月，记忆力下降 1 月余。

现病史：患者 2 个月前无明显诱因出现头晕，持续存在，伴恶心、间断性喷射性呕吐，呕吐物为胃内容物，呕吐多发生于乘车后，休息后可缓解。无口齿不清，无肢体乏力麻木，无视物旋转，无耳鸣、耳聋等，同时出现睡眠增多，难以抑制，每日约睡 10 小时，仍有疲乏感。当时未重视及就诊。约 1 月余前在此基础上出现记忆力下降，以远记忆力为主，有时会胡言乱语，不能与人正常交流。同时家人发现其走路慢、不稳，恶心呕吐较前加重。

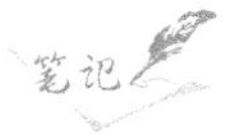

无发热头痛，无意识障碍，无肢体抽搐等。今来我院门诊就诊，查头颅 CT 无特殊，为进一步治疗，收治入院。

既往史：有甲状腺功能亢进病史 6 年，长期在我院就诊，经放射碘治疗后 1 年发现甲状腺功能减退，遂服用左甲状腺素钠片治疗，平时监测甲状腺功能正常，目前已停用左甲状腺素钠片 1 个月。否认其他疾病史。

个人史：否认烟酒史。大专学历，职员。无疫区接触史，否认传染病接触史。否认药物成瘾史。

家族史：父母健在，父亲有高血压病史，有 1 弟，体健。否认家族有其他遗传性倾向性及类似疾病史。

【查体】

T 37.0 ℃，P 78 次 / 分，R 18 次 / 分，BP 128/78 mmHg。神志清楚，精神可，反应迟钝，计算力下降，近记忆力尚可，远记忆力下降，甲状腺Ⅱ度肿大，未触及明显肿块，无明显触痛，眼征（–）。双侧瞳孔等大等圆，直径 2.5 mm，对光反射灵敏，眼球活动灵活到位，未及复视，额纹对称，心率 78 次 / 分，心律齐，未闻及心前区杂音，双侧呼吸音清，未闻及啰音，腹软，无压痛及反跳痛，四肢肌力 5 级，四肢肌张力正常，共济运动协调，四肢腱反射对称正常，四肢深浅感觉无明显异常，闭目站立正常，病理征未引出。双下肢无水肿。

【辅助检查】

血常规、生化、肿瘤标志物、血沉、自身免疫抗体系列、糖化血红蛋白、乙肝三系等均正常，梅素、艾滋检测阴性。甲状腺功能正常，甲状腺球蛋白抗体 121.56 IU/mL，过氧化物酶抗体

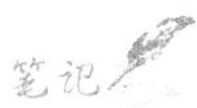

144.5 IU/mL。脑脊液压力、常规正常，生化提示蛋白 0.65 g/L，余无特殊。心电图：窦性心律。脑电图：中度异常。颅 MRI：未见明显异常。

诊断与病例分析

一、病史特点归纳

1. 中年女性，亚急性起病。

2. 头晕、睡眠增多 2 个月，记忆力下降 1 月余。

3. 病情有进展表现。

4. 既往有甲状腺功能亢进病史，放射碘治疗后继发甲状腺功能减退。

二、初步诊断

①桥本脑病；②甲状腺功能亢进；③继发性甲状腺功能减退。

三、诊断依据

1. 中年女性，亚急性起病。

2. 头晕、睡眠增多 2 个月，记忆力下降 1 月余。病情呈进行性加重。

3. 既往有甲状腺功能亢进病史，放射碘治疗后继发甲状腺功能减退。

4. 查体：精神可，反应迟钝，计算力下降，近记忆力尚可，远记忆力下降，甲状腺Ⅱ度肿大。余神经系统查体未见明显异常。

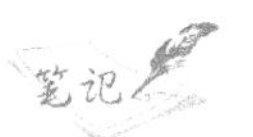

5. 辅助检查：甲状腺球蛋白抗体 121.56 IU/mL、过氧化物酶

抗体 144.5 IU/mL。脑脊液生化提示蛋白 0.65 g/L，余无特殊。脑电图提示中度异常。头颅 MRI 未见明显异常。

四、鉴别诊断

1. 代谢性脑病：也可以有记忆力下降、反应力下降等高级皮层功能下降的表现，以及血氨偏高、电解质紊乱等。

2. 病毒性脑炎：一般表现为发热、头痛，也可有精神异常、记忆力下降等表现，脑脊液白细胞正常或略增高，蛋白可正常或稍增高，头颅 MRI 一般表现为 T_1WI 呈等或低信号，T_2WI 呈高信号，FLAIR 呈高信号。

3. 边缘性脑炎：起病多呈亚急性，也可隐袭起病。早期表现为焦虑和抑郁，以后则出现严重的近记忆力减退。其他尚有烦躁、错乱、幻觉、部分或全身性癫痫、嗜睡，有的有进行性痴呆，偶可缓解，痴呆和记忆力下降具有特征性。头颅 CT 和 MRI 少数可见颞叶内侧异常。脑电图可正常或出现双侧、单侧颞叶慢波或尖波。

4. 中毒性脑病：一般有中毒史，除脑病的症状外，还有急性中毒的其他器官或系统的损害。脑电图常显示弥漫性病变。

5. 麻痹性痴呆：该病是由梅毒螺旋体感染引起的，可表现为痴呆、行为异常等，查脑脊液梅毒抗体可确诊。

五、治疗原则及具体措施

治疗原则：一旦确诊，尽早给予糖皮质激素治疗，争取最佳预后。

1. 糖皮质激素：首选药物，缓慢减量，维持数月。

2. 免疫抑制剂：甲氨蝶呤、环磷酰胺、硫唑嘌呤、环孢素等。

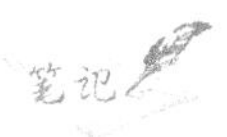

3. 血浆置换。

4. 大剂量丙种球蛋白。

5. 甲状腺素。

6. 抗癫痫等对症治疗。

专业问题解答

1. 桥本脑病根据临床表现形式可以分为几种类型？本患者为哪种类型？

答：可以分为两种：以多发卒中样发作为特征的血管炎型；以痴呆、精神症状为特征的弥漫性进展型。本患者为以痴呆、精神症状为特征的弥漫性进展型。

2. 临床上遇到未知原因的认知功能下降、精神异常、癫痫、共济失调等患者，一般需要做哪些检查？甲状腺球蛋白抗体与桥本脑病之间有什么关系？

答：需要进一步查脑电图、脑脊液、头颅 MRI、甲状腺球蛋白抗体等。

目前还没有资料可以证实甲状腺球蛋白抗体升高与桥本脑病的严重程度具有明显相关性，但甲状腺球蛋白抗体升高是桥本脑病的诊断指标之一，如果抗体阴性，可以排除桥本脑病。

人文伦理相关问题：

1. 患方对化验梅毒、艾滋病抗体很有意见，认为有侮辱性，如何解释？

答：首先表示对患者心情的理解，其次着重说明此类化验绝

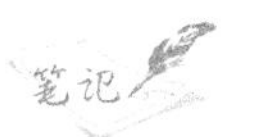

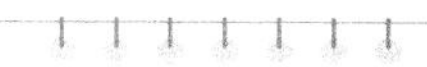

非对患者的侮辱与歧视，只是作为一项常规检查，用来诊断与鉴别诊断，对了解病情很有必要。

2. 患方拒绝腰椎穿刺，如何合理地说服患方？

答：（1）首先说明腰椎穿刺虽然是一项有创检查，但对人体没有损害，而且做的时候会给予麻醉药物，减轻疼痛，做完之后也会提醒注意相关事项，是神经科最常见的操作，也是很安全的操作。

（2）向患者说明做腰椎穿刺的必要性。

3. 若患者在治疗过程中症状加重，如何向患方解释病情并安慰患者？

答：（1）向患方详细交代病情变化，说明该疾病本身就是一种慢性进行性疾病，预后欠佳。

（2）在治疗过程中出现病情反复或加重也是疾病的一种表现，不要过分担心，目前的治疗均符合指南，但疗效因人而异，且需要过程，需耐心等待。

笔记

参考文献

[1] 中华医学会神经病学分会，中华医学会神经病学分会脑血管病学组 . 中国缺血性卒中和短暂性脑缺血发作二级预防指南 2022. 中华神经科杂志，2022，55（10）：1071-1110.

[2] 中国卒中学会，中国卒中学会神经介入分会，中华预防医学会卒中预防与控制专业委员会介入学组 . 急性缺血性卒中血管内治疗中国指南 2023. 中国卒中杂志，2023，18（6）：684-711.

[3] 中国医师协会神经内科分会脑血管病学组 . 急性缺血性卒中替奈普酶静脉溶栓治疗中国专家共识 . 中国神经精神疾病杂志，2022，48（11）：641-651.

[4] 贾建平，陈生弟 . 神经病学 .8 版 . 北京：人民卫生出版社，2018.

[5] Headache Classification Committee of the International Headache Society（IHS）. The international classification of headache disorders. 3rd edition. Cephalalgia，2018，38（1）：1-211.

[6] HOFFMANN J，MAY A. Diagnosis，pathophysiology，and management of cluster headache. Lancet Neurol，2018，17（1）：75-83.

[7] SCHANKIN C，GRALLA J，PEREIRA V M，et al. Spontaneous intracranial hypotension：searching for the CSF leak. Lancet Neurol，2022，21（4）：369-380.

[8] SCHIEVINK W I. Spontaneous intracranial hypotension. N Engl J Med，2021，385（23）：2173-2178.

[9] 中华医学会神经病学分会，中华医学会神经病学分会脑血管病学组 . 中国急性缺血性脑卒中诊治指南 2018. 中华神经科杂志，2018，51（9）：666.

[10] MENDELSON S J，PRABHAKARAN S. Diagnosis and management of transient ischemic attack and acute ischemic stroke：a review. JAMA，2021，325（11）：1088-1098.

[11] 中华医学会神经病学分会，中华医学会神经病学分会脑血管病学组 . 中国蛛网膜下腔出血诊治指南 2019. 中华神经科杂志，2019，52（12）：1006-1021.

[12] 中华医学会神经病学分会，中华医学会神经病学分会脑血管病学组 . 中国脑出血诊治指南 2019. 中华神经科杂志，2019，52（12）：994-1005.

[13] 烟雾病和烟雾综合征诊断与治疗中国专家共识编写组，国家卫生计生委脑卒中防治专家委员会缺血性卒中外科专业委员会 . 烟雾病和烟雾综合征诊断与治疗中

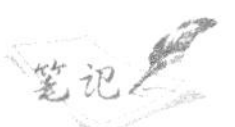

国专家共识 2017. 中华神经外科杂志，2017，33（6）：541-547.

[14] 田成林．脑淀粉样血管病．中华神经科杂志，2021，54（5）：499.

[15] YEH S J，TANG S C，TSAI L K，et al. Pathogenetical subtypes of recurrent intracerebral hemorrhage：designations by SMASH-U classification system. Stroke，2014，45（9）：2636-2642.

[16] RODRIGUES M A，SAMARASEKERA N，LERPINIERE C，et al. The Edinburgh CT and genetic diagnostic criteria for lobar intracerebral haemorrhage associated with cerebral amyloid angiopathy：model development and diagnostic test accuracy study. Lancet Neurol，2018，17（3）：232-240.

[17] 毕齐，程焱，董强，等．颅内静脉和静脉窦血栓形成诊治的中国专家共识．中华内科杂志，2013，52（12）：1088.

[18] 王凤羽，张杰文 .CADASIL 的遗传学研究探索与挑战．中华神经科杂志，2021，54（11）：1103-1108.

[19] 中华医学会神经病学分会肌萎缩侧索硬化协作组．肌萎缩侧索硬化诊断和治疗中国专家共识 2022. 中华神经科杂志，2022，55（6）：581-588.

[20] 中国痴呆与认知障碍指南写作组 .2018 中国痴呆与认知障碍诊治指南（一）：痴呆及其分类诊断标准．中华医学杂志，2018，98（13）：965-970.

[21] 中国痴呆与认知障碍指南写作组 .2018 中国痴呆与认知障碍诊治指南（二）：痴呆及其分类诊断标准．中华医学杂志，2018，98（13）：971-976.

[22] 刘军，唐北沙，陈生弟，等．多系统萎缩诊断标准中国专家共识．中华神经科杂志，2023，56（1）：15-29.

[23] 中华医学会神经病学分会神经感染性疾病与脑脊液细胞学学组，王佳伟，关鸿志，等．中国自身免疫性脑炎诊治专家共识（2022 年版）．中华神经科杂志，2022，55（9）：931-949.

[24] 肖波，胡凯．化脓性脑膜脑炎的急性期诊治．中华神经科杂志，2022，55（8）：877-885.

[25] 宏基因组分析和诊断技术在急危重症感染应用专家共识组．宏基因组分析和诊断技术在急危重症感染应用的专家共识．中华急诊医学杂志，2019，28（2）：151-155.

[26] VAN DE BEEK D，BROUWER M C，THWAITES G E，et al. Advances in treatment of bacterial meningitis. Lancet，2012，380（9854）：1693-1702.

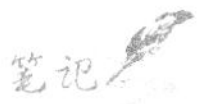

[27] 赵钢，周林甫，张红鸭 . 结核性脑膜炎的诊治 . 中华神经科杂志，2022，55（10）：1154-1160.

[28] DONOVAN J，FIGAJI A，IMRAN D，et al. The neurocritical care of tuberculous meningitis. Lancet Neurol，2019，18（8）：771-783.

[29] MARAIS S，THWAITES G，SCHOEMAN J F，et al. Tuberculous meningitis：a uniform case definition for use in clinical research. Lancet Infect Dis，2010，10（11）：803-812.

[30] 苏晖莹，金月波，王乃迪，等 . 结缔组织病合并新型隐球菌感染的临床分析 . 中华风湿病学杂志，2022，26（9）：577-582.

[31] QU J，ZHOU T，ZHONG C，et al. Comparison of clinical features and prognostic factors in HIV-negative adults with cryptococcal meningitis and tuberculous meningitis：a retrospective study. BMC Infect Dis，2017，17（1）：51.

[32] PERFECT J R，DISMUKES W E，DROMER F，et al. Clinical practice guidelines for the management of cryptococcal disease：2010 update by the infectious diseases society of america. Clin Infect Dis，2010，50（3）：291，322.

[33] 王佳伟 . 中国自身免疫性脑炎专家共识（2022 年版）. 中华神经科杂志，2022，55（9）：931-949.

[34] 钟丽，张君臣，徐武华 . 国内散发性克雅病的临床特征分析 . 中华神经医学杂志，2020，19（11）：1128-1134.

[35] 胡学强，钟晓南 . 多发性硬化的诊断和鉴别诊断 . 中华神经科杂志，2022，55（9）：1019-1024.

[36] 中国免疫学会神经免疫分会 . 中国视神经脊髓炎谱系疾病诊断与治疗指南（2021 版）. 中国神经免疫学和神经病学杂志，2021，28（6）：423-436.

[37] 中华医学会神经病学分会帕金森病及运动障碍学组，中国医师协会神经内科医师分会帕金森病及运动障碍学组 . 中国帕金森病治疗指南（第四版）. 中国神经病学杂志，2020，53（12）：973-986.

[38] 中华医学会神经病学分会神经重症协作组 . 惊厥性癫痫持续状态监护与治疗（成人）中国专家共识 . 中华神经科杂志，2014，47（9）：661.

[39] 崔红卫，张博爱，王继先 . 脊髓亚急性联合变性研究进展 . 中华神经科杂志，2011，44（12）：860.

[40] 卞留贯，陈向军，陈国强，等 . 三叉神经痛诊疗中国专家共识 . 中华外科杂志，

笔记

2015，53（9）：657.

[41] 国际神经修复学会中国委员会，北京医师协会神经修复学专家委员会，广东省医师协会神经修复专业医师分会 . 中国特发性面神经麻痹神经修复治疗临床指南（2022 版）. 神经损伤与功能重建，2023，18（1）：1-12.

[42] 中华医学会神经病学分会，中华医学会神经病学分会神经肌肉病学组，中华医学会神经病学分会肌电图与临床神经电生理学组 . 中国特发性面神经麻痹诊治指南 . 中华神经科杂志，2016（2）：84-86.

[43] 中华医学会神经病学分会，中华医学会神经病学分会周围神经病协作组，中华医学会神经病学分会肌电图与临床神经电生理学组，等 . 中国吉兰 - 巴雷综合征诊治指南 2019. 中华神经科杂志，2019，52（11）：877-882.

[44] 中华医学会神经病学分会，中华医学会神经病学分会周围神经病协作组，中华医学会神经病学分会肌电图与临床神经电生理学组，等 . 慢性炎性脱髓鞘性多发性神经根神经病诊治中国专家共识 2022. 中华神经科杂志，2023，56（2）：125-132.

[45] 中华医学会神经病学分会，中华医学会神经病学分会周围神经病协作组，中华医学会神经病学分会肌电图与临床神经电生理学组，等 . 中国慢性炎性脱髓鞘性多发性神经根神经病诊治指南 2019. 中华神经科杂志，2019，52（11）：883-888.

[46] 中国免疫学会神经免疫分会 . 中国重症肌无力诊断和治疗指南（2020 版）. 中国神经免疫学和神经病学杂志，2021，28（1）：1-12.

[47] 谭群友，陶绍霖，刘宝东，等 . 重症肌无力外科治疗中国临床专家共识 . 中国胸心血管外科临床杂志，2022，29（5）：529-541.

[48] 胡静 . 骨骼肌疾病临床病理诊断 . 北京：人民卫生出版社，2011：172-179.

[49] 袁云 . 中国神经系统线粒体病的诊治指南 . 中华神经科杂志，2015，48（12）：1045-1050.

[50] 中华医学会神经病学分会神经遗传学组 . 遗传性共济失调诊断与治疗专家共识 . 中华神经科杂志，2015，48（6）：459-463.

[51] 路爱军，胡怀强 . 神经系统副肿瘤综合征诊断标准的更新与变化 . 中国神经免疫学和神经病学杂志，2022，29（6）：501-505.

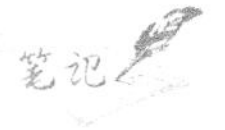